U0051948

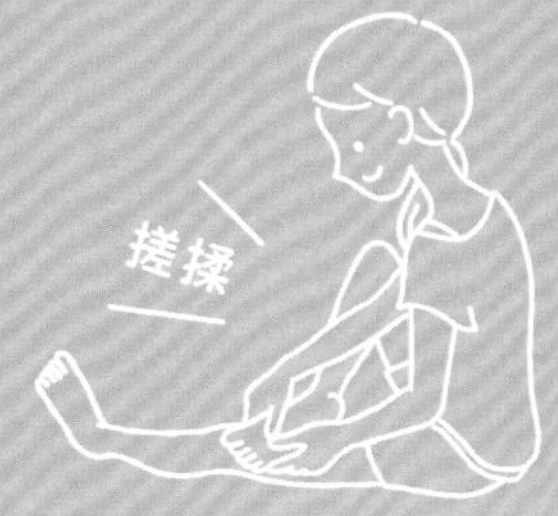
搓揉

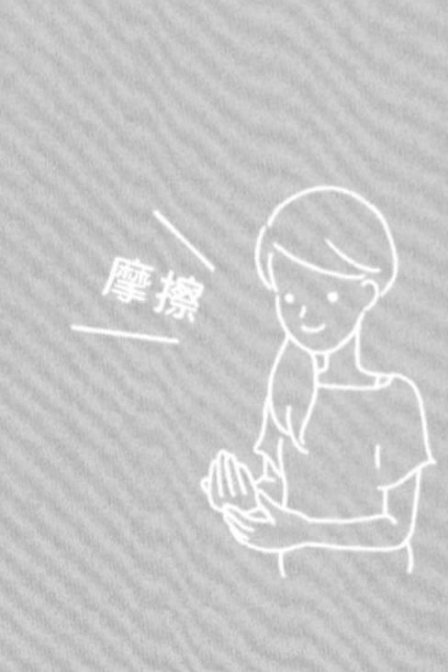
摩擦

按壓

摩擦

【全圖解】

穴位按摩對症手法

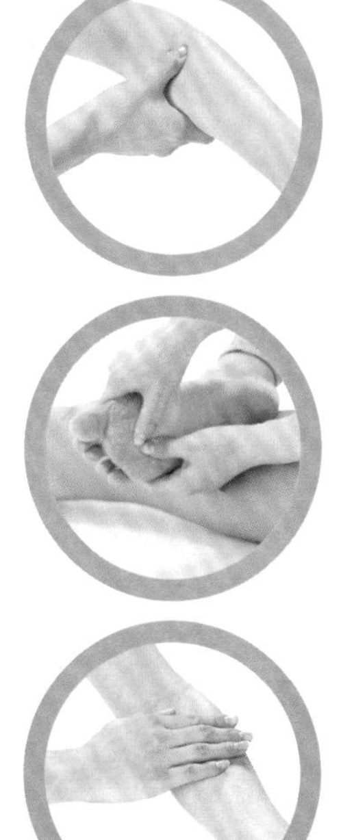

吉川信◎監修

找到正確穴位，以有效手法創造最舒適的痛感！

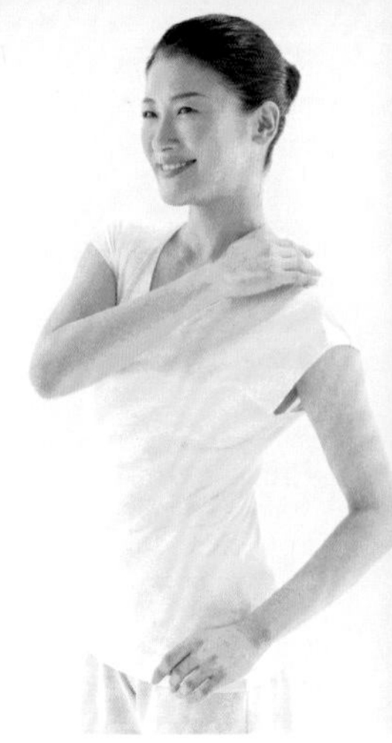

前言
Prologue

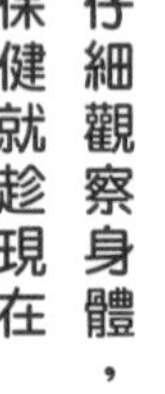

仔細觀察身體，保健就趁現在

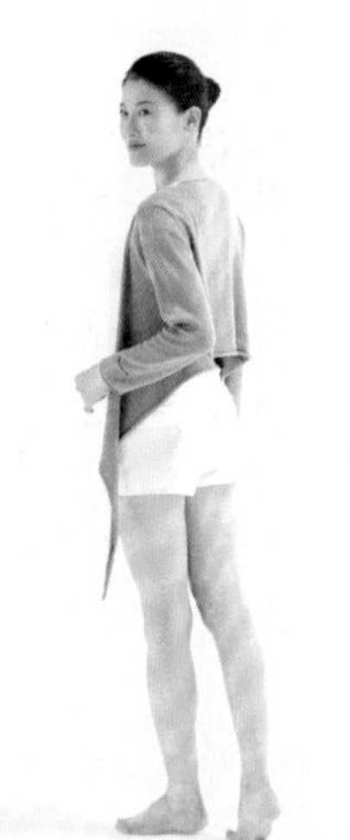

肩膀僵硬與腰痛困擾著許多人，幾乎稱得上是日本的國民病。但是，這些症狀很容易因為「也不是什麼重大疾病」、「沒時間去看醫生」而擱置不理。抱著小毛病生活的人應該不在少數吧。

自己在家就能簡單上手的穴位指壓與按摩，有助於解決此類擾人的毛病。不需要道具，也沒什麼太難的技巧，隨時隨地都能進行，是忙碌現代人的自我保健良方。請務必當成生活習慣，用來改善不適與維持身體健康。

本書介紹「按壓、搓揉、摩擦」三種自

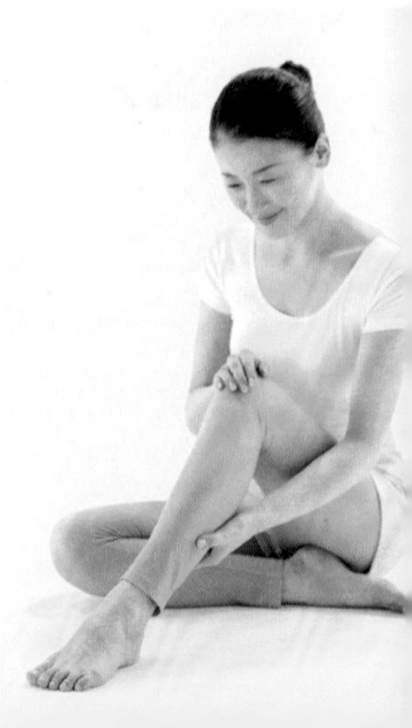

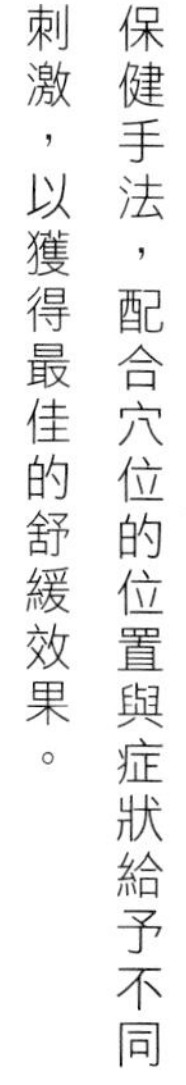

我保健手法，配合穴位的位置與症狀給予不同的刺激，以獲得最佳的舒緩效果。

此外，本書的另一個重點是仔細觀察自己的身體，配合當下的狀態來按摩。在接受針灸治療時，醫生會這裡按按那裡壓壓，一邊問道「這裡如何？會痛嗎？」大家都有這樣的經驗吧？即使是相同的症狀，針灸的位置與刺激方法也因人而異。請拋開「教科書上說的穴位才是正確位置」的根深蒂固想法，試著找出緩解症狀的位置，再以覺得舒服的方法加以刺激。

為了配合自身的狀況進行保健，本書提供了各種建議，請列入參考，神采奕奕地度過每一天。

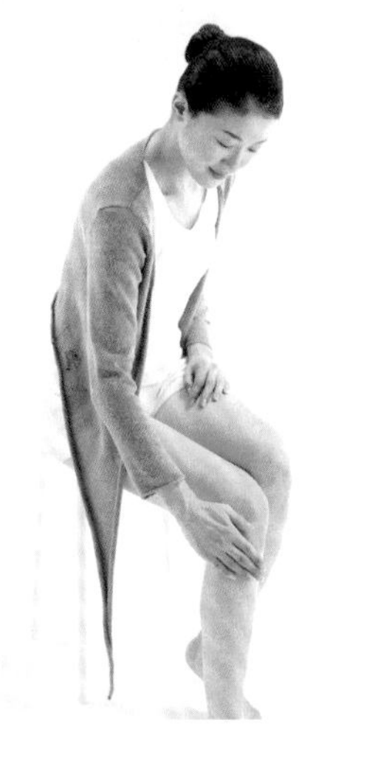

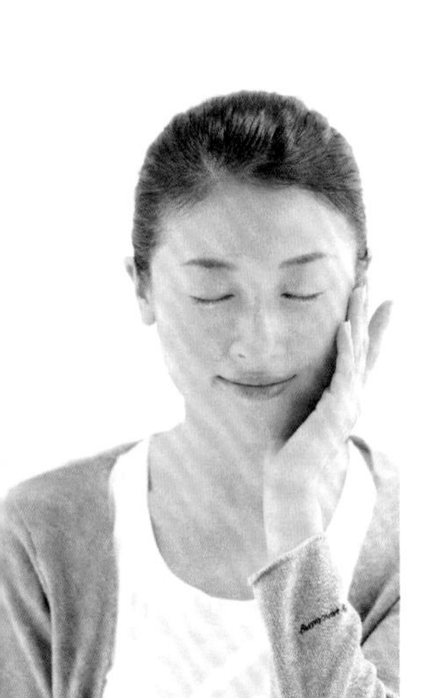

按壓・搓揉・摩擦

3 手法 改善不適與維持健康

因應症狀與部位給予刺激，效果最好！

有別於其他的穴位書，本書分別使用「按壓、搓揉、摩擦」三種手法來舒緩身體的不適。也就是針對各別的症狀與患部，挑選出最適當的手法，以提高效果為目標。使用小圖示標出按摩手法，讓讀者一望即知，簡單就能跟著做。

與自己的身體對話，找到最有效的刺激點

本著「和自己身體對話」的概念，鼓勵大家尋找適用於自己的點位，再以適當的強度進行刺激。在描述症狀的頁面，提供了基本穴位以及對自己有效的「My穴位」找法，請據此試著找找看。

瞭解穴位、經絡以及反射區的基礎知識也是重要的一環。熟通這些知識，再好好觀察身體狀況，進行最適合自己的保健。

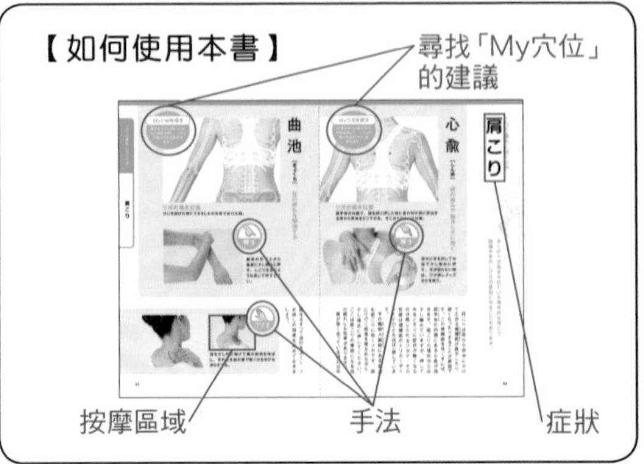

3種 穴位刺激手法，優點各異

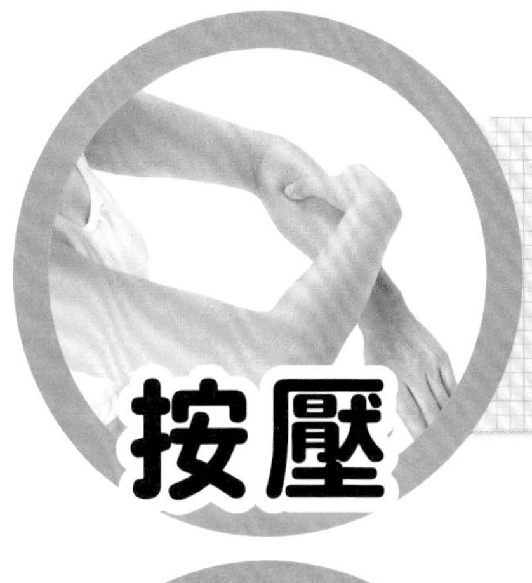

找到對自己有效的穴位，按壓效果更好！

尋找符合自己體質的萬能穴位與My穴位，用「舒適痛感」的強度按壓。按壓位置與按壓方法都是憑自己的感覺去找，所以有效。

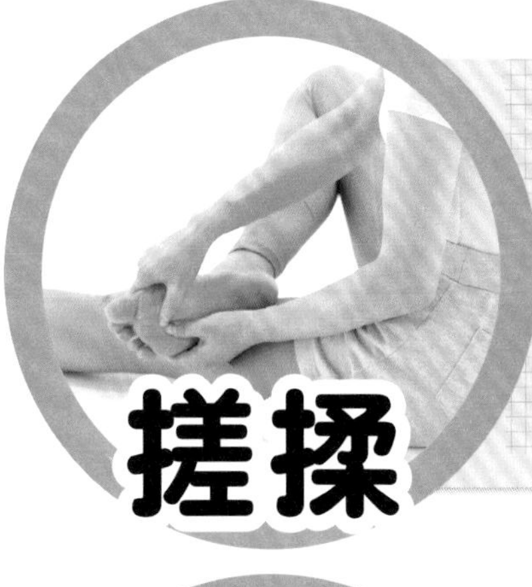

足底與手掌的反射區，保健真方便！

記住足底與手掌的反射區，平時也能自我搓揉保健。能夠天天持續做的簡單保健方法，對「治未病」與紓解「不定愁訴」（譯注：覺得焦躁、疲勞、頭重等，但查無病因的莫名不適）來說是很重要的。

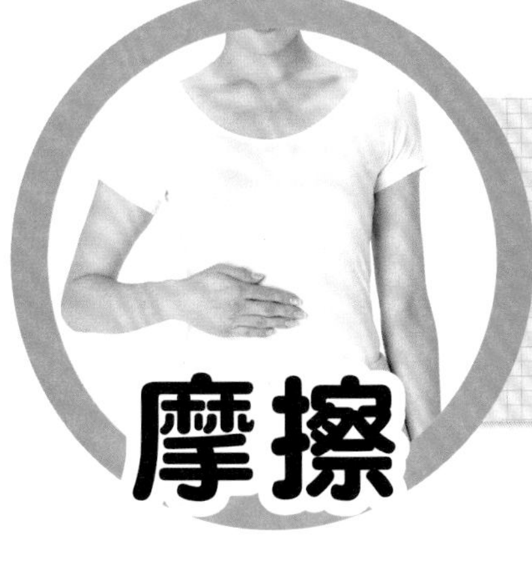

溫和刺激皮膚，穩定改善！

根據症狀與部位，有時溫柔地在摩娑皮膚，反而比按壓來得有效。這種手法不會造成身體負擔，能穩定改善不適症狀。

體正面

肩髃（P141 肌膚粗糙）

天府（P101 高血壓）

尺澤（P85 感冒）

曲澤（P71 胃痛）

郄門（P90 心悸、喘不過氣）

間使（P113 更年期障礙/P131 不安）

內關（P45 氣滯型/P97 噁心想吐）

通里（P91 心悸、喘不過氣）

神門（澤田流）（P73 腹痛、便祕）

＊譯注：澤田流神門穴位於神門穴外側，為日本針灸大師澤田健所提倡的穴位。

後溪（P56 頸部疼痛）

膻中（P43 氣逆型/P45 氣滯型）

中脘（P41 氣虛型）

水分（P51 水毒型）

氣海（P47 血虛型）

大巨（P139 黑眼圈、膚色暗沉）

血海（P49 血瘀型）

梁丘（P70 胃痛）

足三里（P41 氣虛型/P47 血虛型/P78 腳部疲勞/P104 全身疲勞/P119 胃下垂、食欲不振/P129 精神不振/P135 提升代謝）

條口（P80 肩膀痛、五十肩）

＊左手穴位與右手的位置相同。

穴位圖

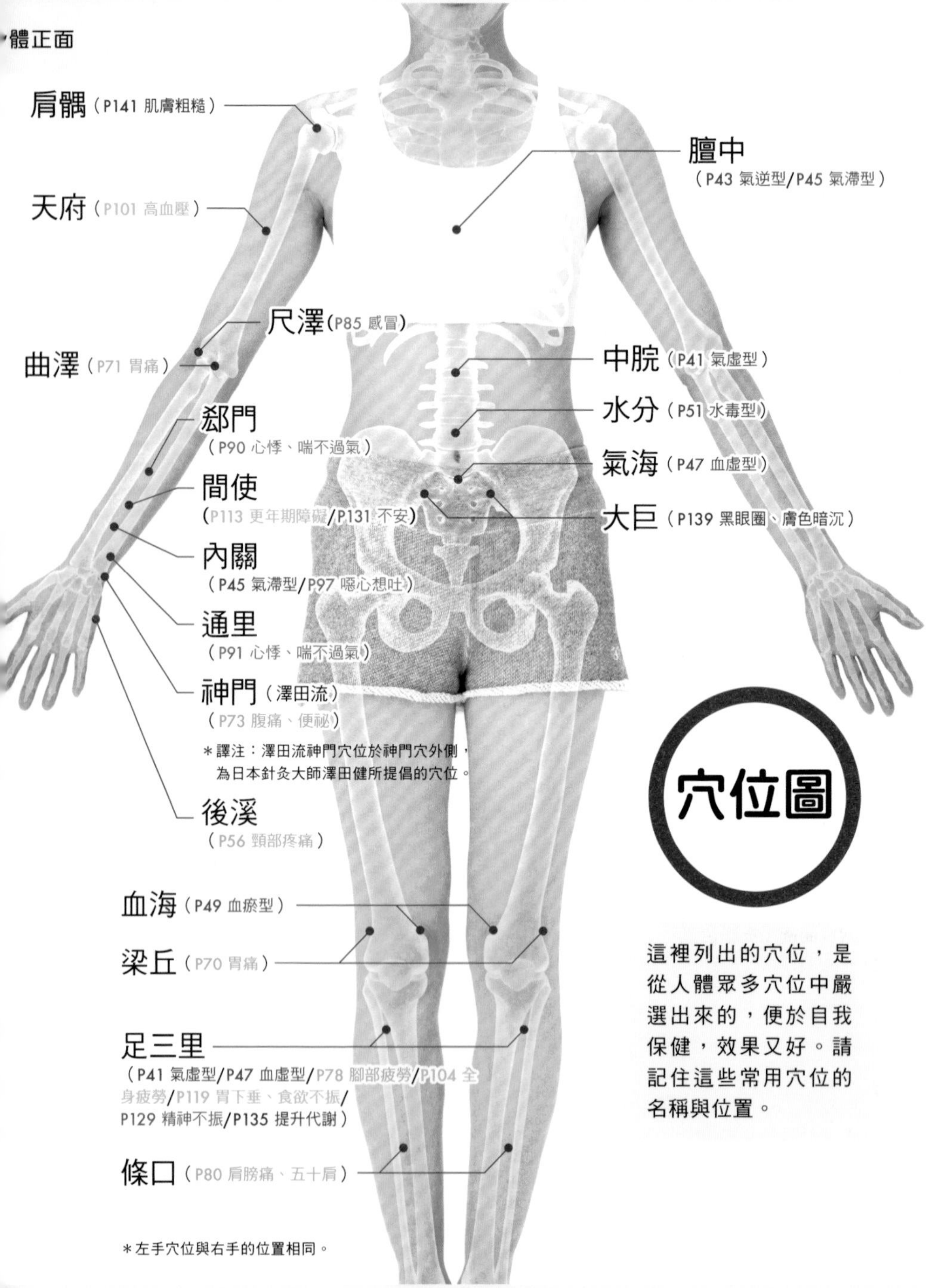

這裡列出的穴位，是從人體眾多穴位中嚴選出來的，便於自我保健，效果又好。請記住這些常用穴位的名稱與位置。

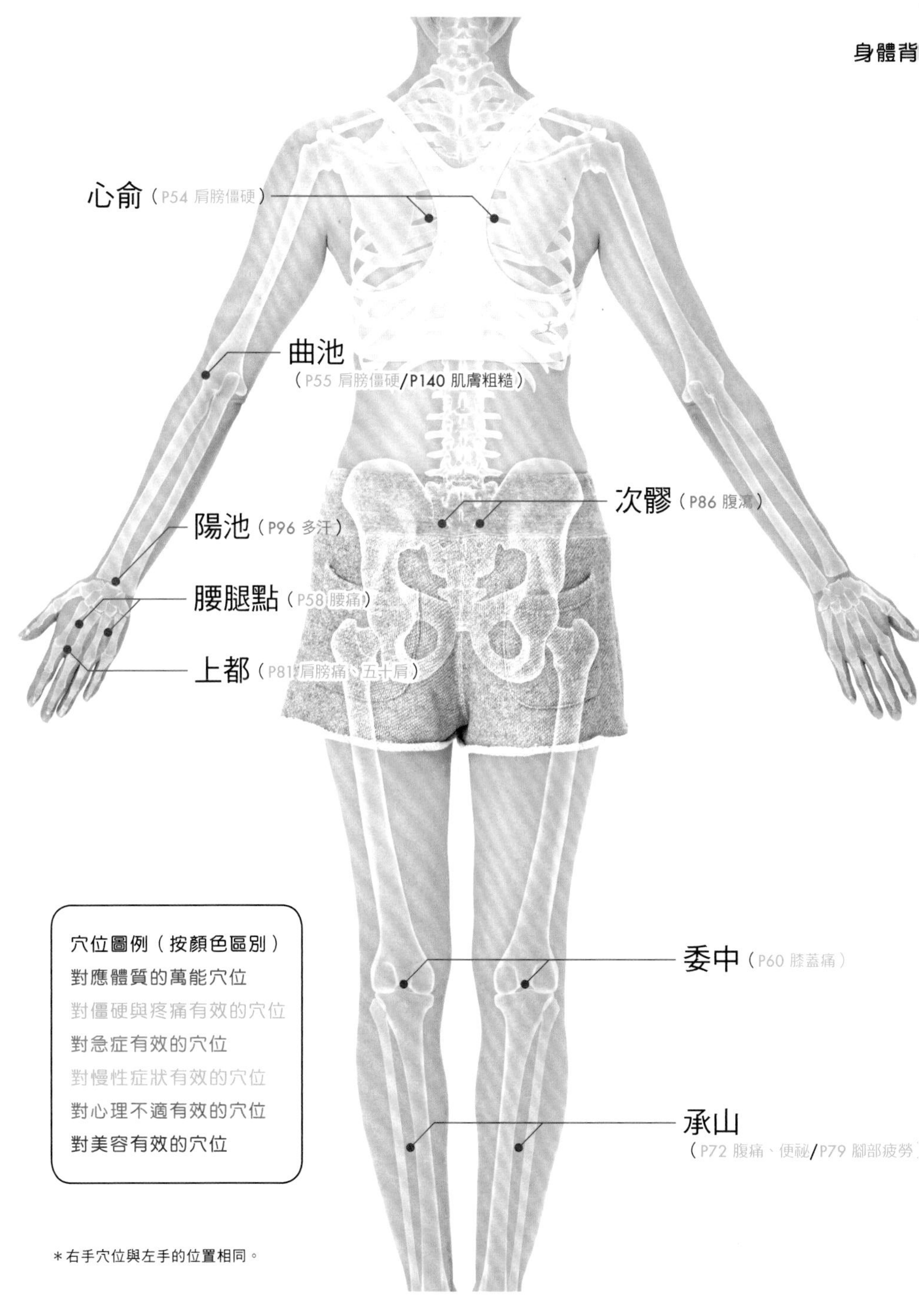

穴位圖例（按顏色區別）
對應體質的萬能穴位
對僵硬與疼痛有效的穴位
對急症有效的穴位
對慢性症狀有效的穴位
對心理不適有效的穴位
對美容有效的穴位

＊右手穴位與左手的位置相同。

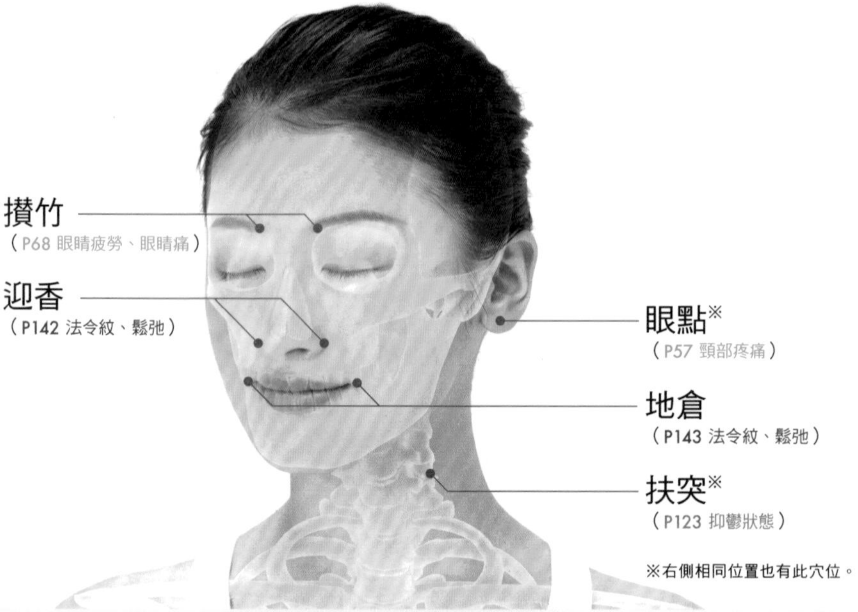

攢竹
（P68 眼睛疲勞、眼睛痛）

迎香
（P142 法令紋、鬆弛）

眼點※
（P57 頸部疼痛）

地倉
（P143 法令紋、鬆弛）

扶突※
（P123 抑鬱狀態）

部正面

※右側相同位置也有此穴位。

部背面

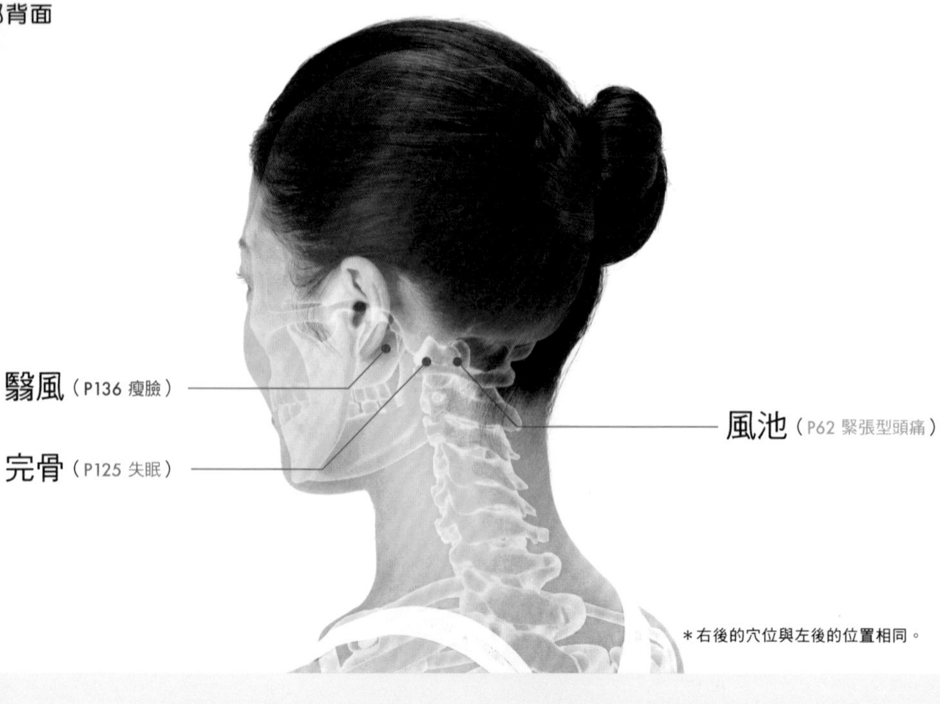

翳風（P136 瘦臉）

完骨（P125 失眠）

風池（P62 緊張型頭痛）

＊右後的穴位與左後的位置相同。

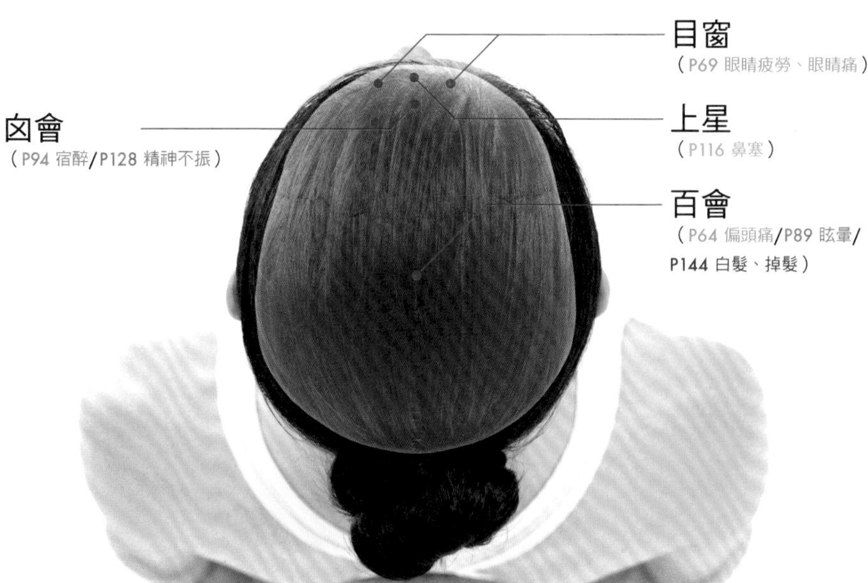

頭頂部

後頭部

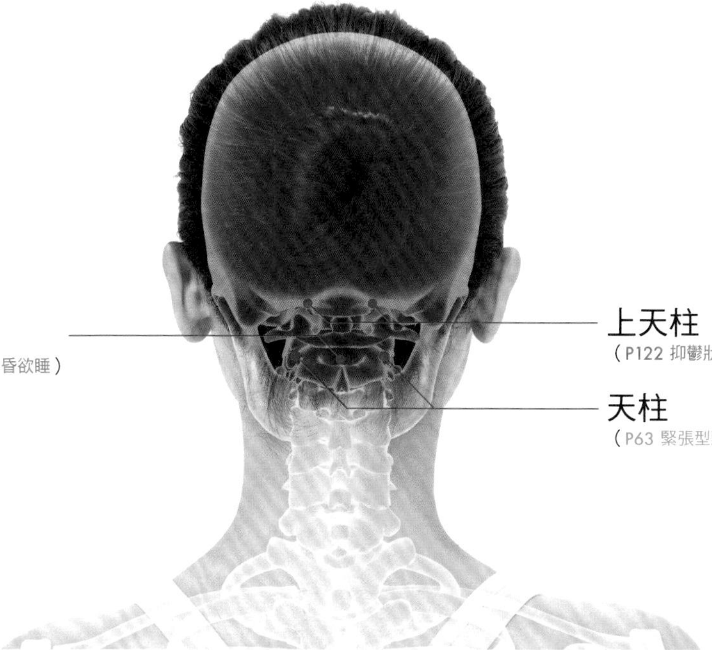

瘂門
（P95 昏昏欲睡）

上天柱
（P122 抑鬱狀態）

天柱
（P63 緊張型頭痛/P103 低血壓）

臂側面　＊左手穴位與右手的位置相同。

部側面

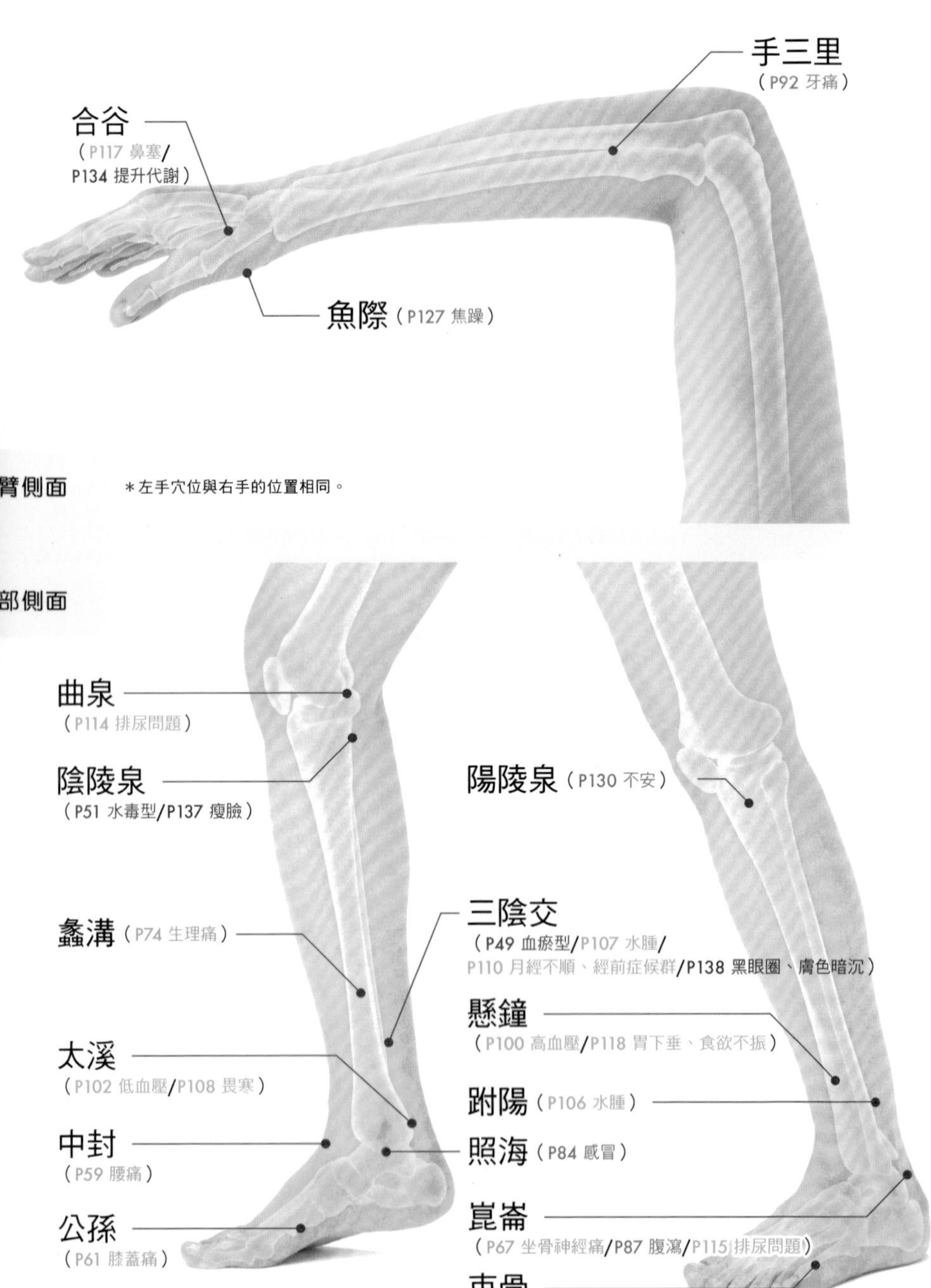

＊左右腳的穴位位置相同。

湧泉
（P105 全身疲勞/
P124 失眠/
P145 白髮、掉髮）

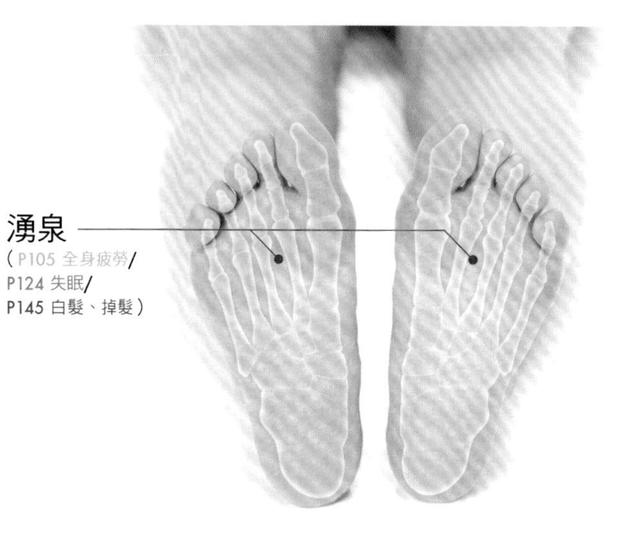

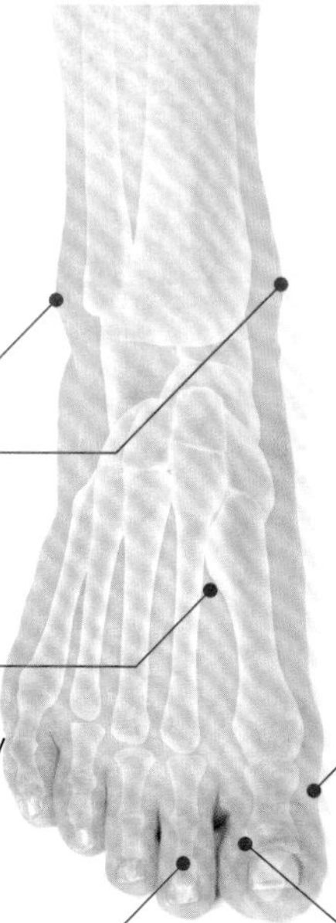

腳踝（P77 抽筋）
太衝
（P43 氣逆型/P76 抽筋/
P111 月經不順、經前症候群/P112 更年期障礙/
P126 焦躁）
大都（P109 畏寒）
中厲兌（P93 暈車）
大敦
（P65 偏頭痛/P75 生理痛/
P88 眩暈）

＊左右腳的穴位位置相同。

【全圖解】穴位按摩對症手法

按壓 搓揉 摩擦

目錄
Contents

第一章

東洋醫學的穴位療法

穴位與按摩的基礎知識

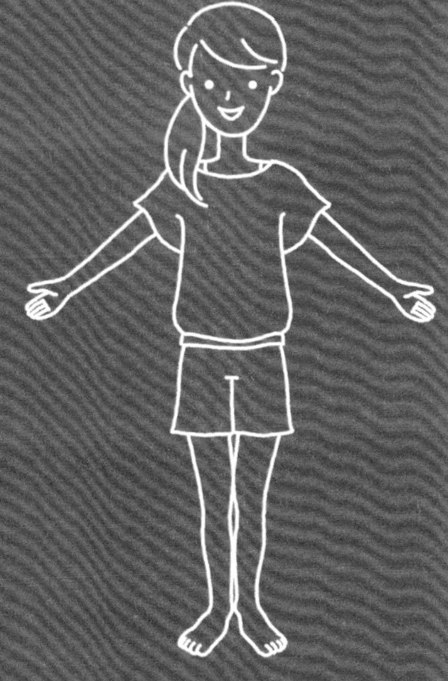

穴位治療不僅能消除僵硬與疼痛，

對於疾病與身心倦怠也有效，

是東洋醫學中不可欠缺的一環。

什麼是穴位？

按壓穴位為什麼會有療效？

本章主要在介紹相關的基礎知識。

東洋醫學的健康與治療

按壓穴位為什麼有效？

東洋醫學首重調理身體平衡

本書介紹的穴位按摩是以東洋醫學為基礎的健康療法。但什麼是東洋醫學？它和我們經常接觸的西方醫學有何差異呢？

就西方醫學的觀點，身體是各部位的集合體，部位發生的症狀一個個以藥物或手術進行治療。東洋醫學則將包含心理在內的身體視為一體，以調節整體平衡的方式，綜合性地消除部位顯現的各種症狀。

兩者的健康觀有很大的差異。西方醫學認為身體維持在一定狀態才是健康的，若檢查結果不在標準值內，即診斷為生病，展開治療。相對於此，東洋醫學的角度是身體經常處在變化中，健康分成各種階段，身體狀態需要連續的觀察。治療目標放在配合當下的體質，引導出自癒力。

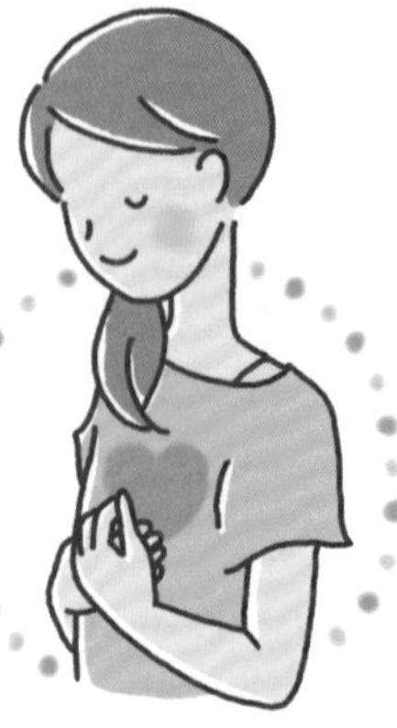

東洋醫學的強項在治未病

儘管雙方對待疾病的想法與治療方式不同，最好是掌握各自的強項，再根據疾病與症狀做選擇。針對檢查無異常但一直覺得身體不舒服的「不定愁訴」與「治未病」，適合尋求東洋醫學，至於感染症與必須動手術的疾病等，就必須仰賴西方醫學。也就是擷取雙方的長處，維持身體健康。

構成身體的氣、血、水三要素

東洋醫學以整合身心平衡來達到健康。在思考平衡時，必須具備氣、血、水的概念。

東洋醫學認為氣、血、水是構成身體的三大要素。氣是維持生命活動的能量，雖然看不見，卻是最重要的概念。血是血液，但與西方醫學的概念稍有不同，還包含了運作與循環作用等要素，有提供身體營養與滋潤的功能。血液以外的體液稱為水（津液），扮演滋潤身體並排出廢物的角色。氣、血、水三要素相互作用，不斷在體內運行，維繫身體健康。

氣、血、水失去平衡造成身體不適

氣、血、水任一個的量與功能發生異常，循環就會停滯，身體出現不適。東洋醫學在診療時首先便是檢查這三要素的狀態，再依據結果調節各要素加以治療。

在自我保健上，瞭解自己的氣、血、水處於什麼狀態同樣很重要。因應三要素的問題進行保健，才能得到更佳效果。

維持生命三要素

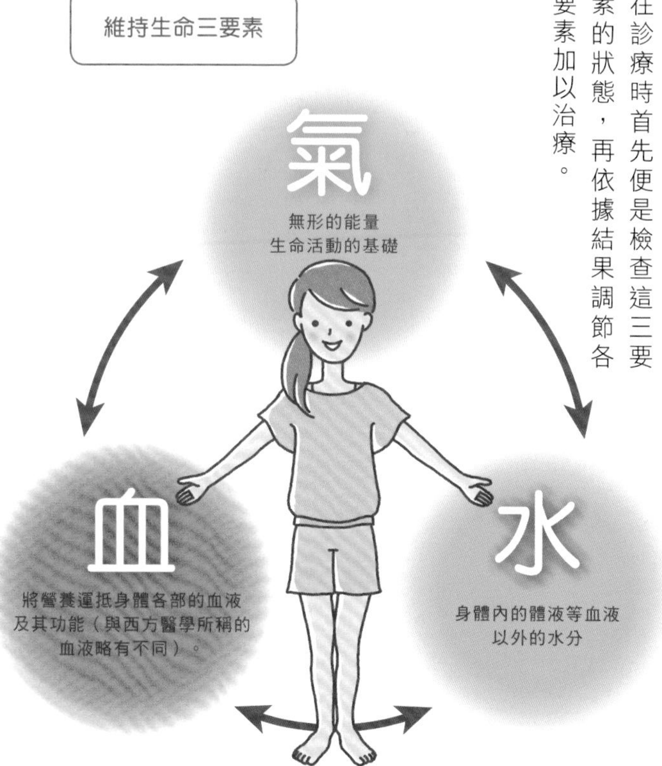

經絡是氣血運行的通道

為何刺激經絡可以治療身體不適？

刺激經絡調整氣血

經絡是人體血、氣的通道，遍布全身，從皮膚、肌肉到臟腑，連結所有器官。氣和血的運行一旦不通暢，經絡所連結的臟腑也會受影響而產生不適，臟腑的不適再經由經絡顯現於體表。

也因此，東洋醫學對於身體的深層部分與臟腑的不適，在治療上是採取刺激接近體表的經絡來調整氣血運行。若利用廣布全身的經絡，刺激腳趾尖也能治療頭部症狀。

經絡在東洋醫學可說是非常重要的概念。

連結主要臟腑的正經十二經脈

經絡分成縱向通過身體的主幹經脈，以及經脈分支如網狀遍布全身的絡脈。主要的十二條經脈稱為正經十二經脈（P19至P21），連結十二臟腑。知道各經脈所連接的臟腑，就能進而掌握身體的不適症狀應該要刺激哪一條經脈。請將自己容易感到不適的臟腑相關經脈好好記下來。

何謂正經十二經脈？

○十二經脈按編號相連

經脈依P19至P21的1至12編號相連接，氣與血循環其間。

○陰經與陽經之分

・陰經……向上通過人體四肢的腹側與內側
・陽經……向下通過人體四肢的背側與外側

○經脈名稱中有標明連接的主要臟腑

（例）手陽明大腸經……連結體內的大腸

1 手太陰肺經

對咳嗽或喉嚨痛等呼吸器官的症狀，以及肩膀與手臂疼痛等有效。

尺澤

魚際

2 手陽明大腸經

對牙痛與鼻塞等臉部症狀、便祕等腸胃症狀、搔癢等皮膚症狀，以及肩膀與手臂疼痛等有效。

肩髃

曲池

合谷

3 足陽明胃經

對眼睛痛、流鼻血與口內炎等臉部症狀、消化器官各種症狀，以及腿部前側疼痛等有效。

大巨

梁丘

足三里

4 足太陰脾經

對婦科疾病與腸胃不適有效。可安定神經，也能緩解腿部內側疼痛等。

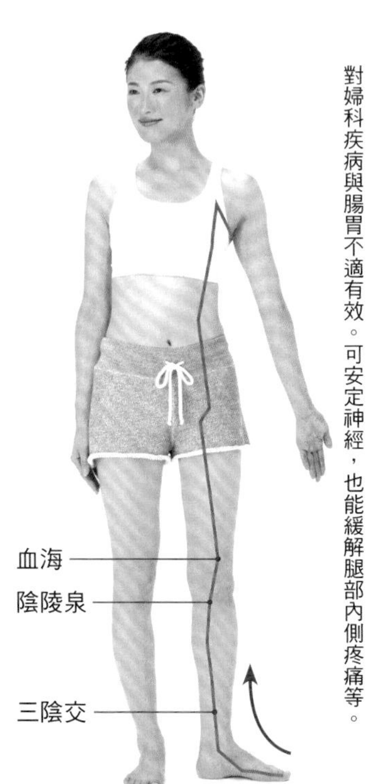

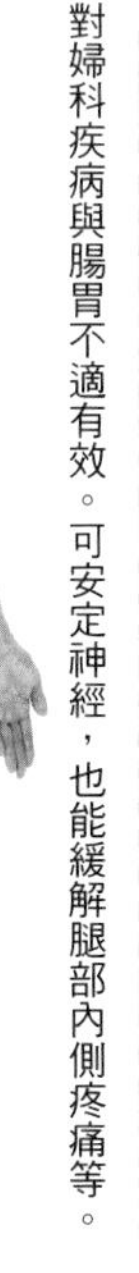

※標示出各經脈的主要穴位。

5 手少陰心經

對心悸、喘不過氣和胸痛等心臟症狀有效，也有緩和壓力與安定神經的效果。

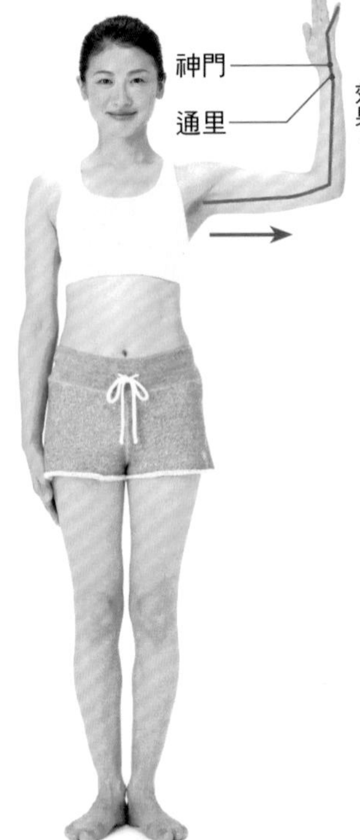
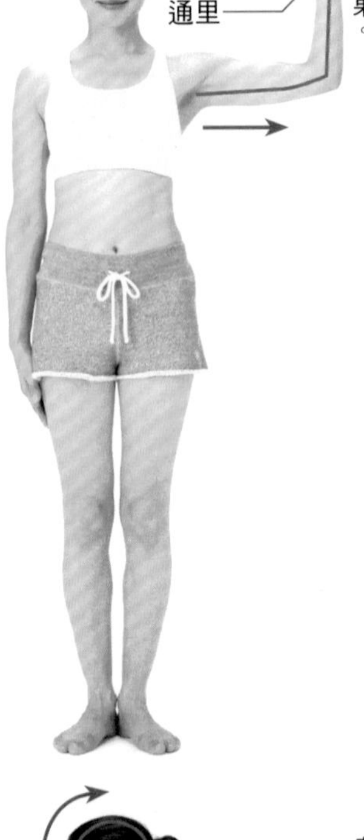

6 手太陽小腸經

改善頭部的各種症狀與疼痛，緩和手臂與肩頸疼痛，腸胃不適也會用到。

肩貞

後溪

7 足太陽膀胱經

改善泌尿器官疾病、眼睛症狀、流鼻血、頭痛及腰痛等症狀，對膝蓋與背部的疼痛等也有效。

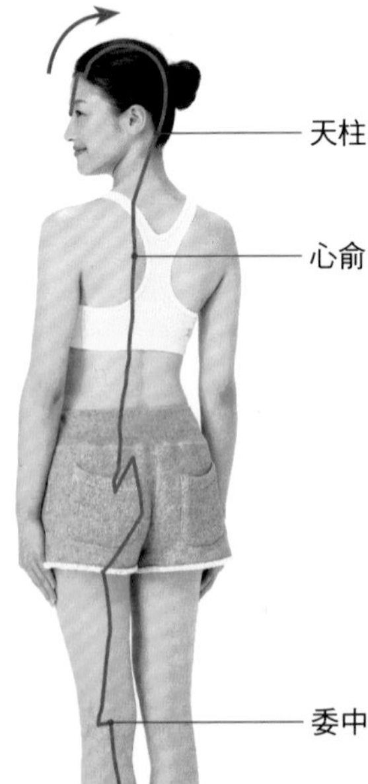

8 足少陰腎經

對腰痛、下半身疼痛及背痛等有效。與老化有很深關係，可益精補腎，使身體恢復元氣。

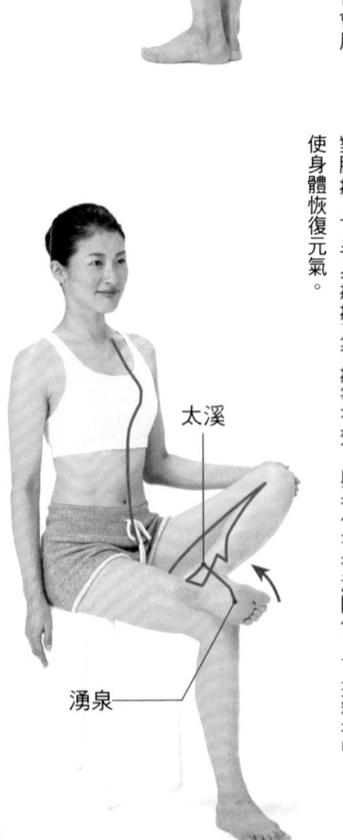

9 手厥陰心包經

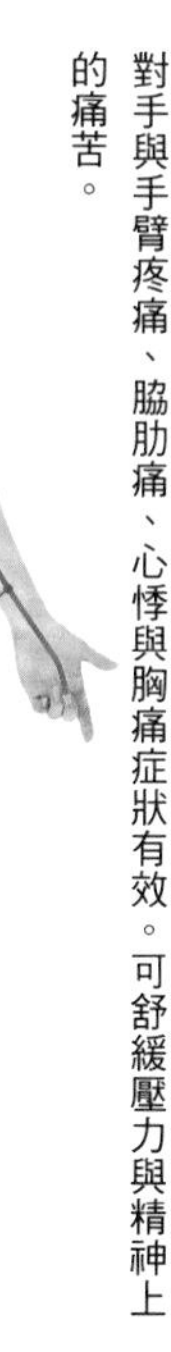

對手與手臂疼痛、脇肋痛、心悸與胸痛症狀有效。可舒緩壓力與精神上的痛苦。

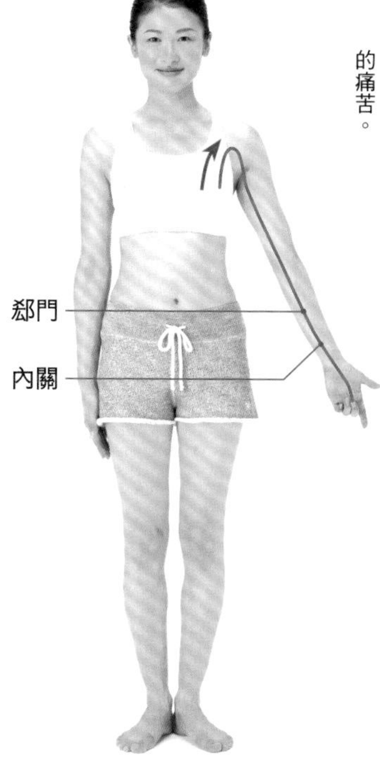

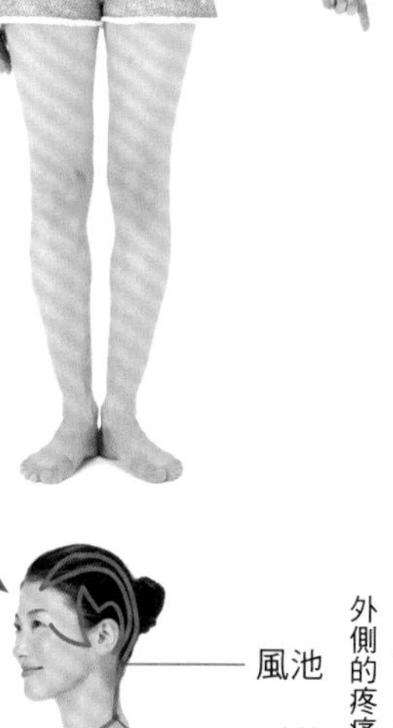

10 手少陽三焦經

對臉部症狀有效，特別是耳朵與眼睛的症狀，肩膀痛、背痛及水腫也有一定效果。

11 足少陽膽經

對頭、眼睛與耳朵的症狀有效果，也可消除頭部至肩部以及腰部到腿部外側的疼痛。

12 足厥陰肝經

有效紓解壓力，改善排尿問題。此經在體內會循環至頭部，對眼睛與頭部症狀也能發揮效果。

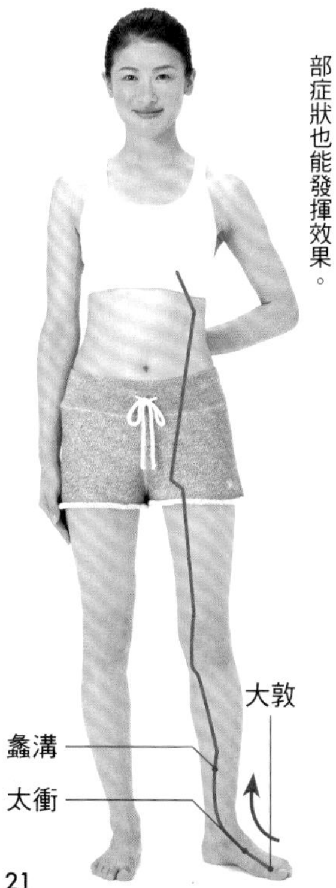

穴位的結構與種類

穴位是改善身體不適的魔法之門

穴位是氣的出入口

通過體表的經絡上有氣的出入口，稱為「經穴」，也就是通稱的穴位或穴道。當氣的流動停滯或經絡所連結的臟腑不適，就會表現於穴位上，反應的型態包括僵硬、痠痛或壓痛等。

不只可以在穴位看到反應，還能刺激穴位，透過經絡來治療臟腑的不適。也就是說，穴位是反應點，同時也是治療點。針灸與指壓療法，就是利用此特性，以刺激穴位的方式促進氣血運行，改善身體狀況。

經絡與穴位的關係

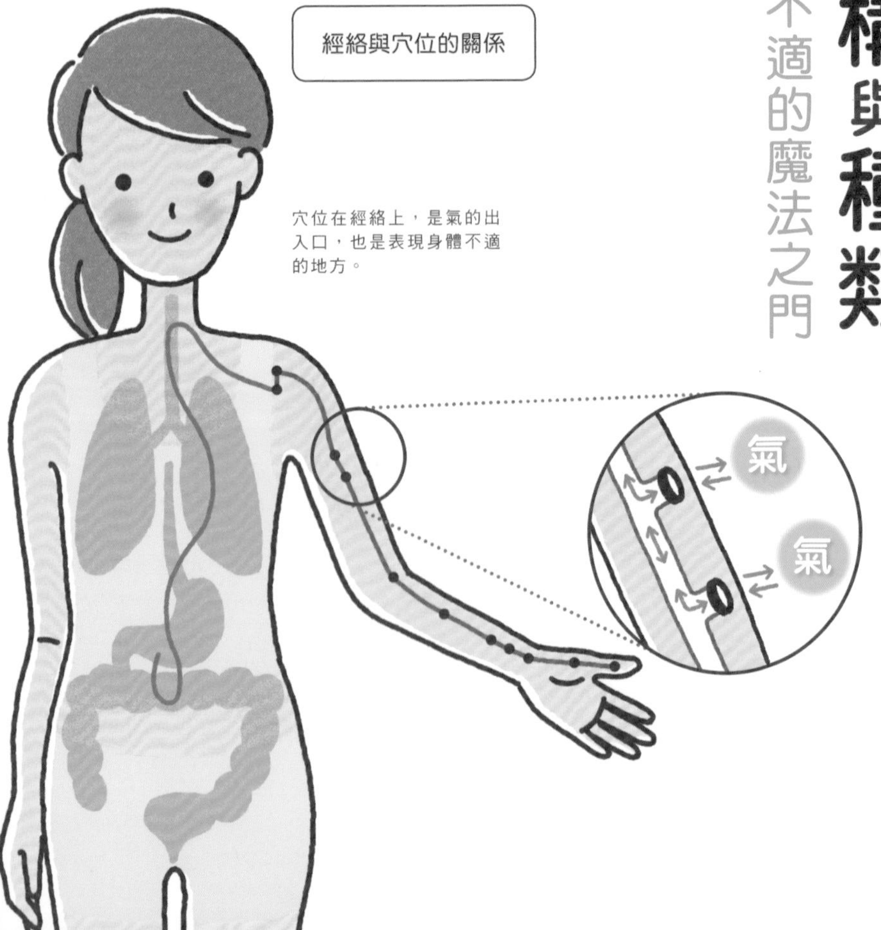

穴位在經絡上，是氣的出入口，也是表現身體不適的地方。

憑自己的感覺找出特殊穴位「阿是穴」

根據世界衛生組織制定的標準，人體一共有361個經穴。除此之外，還有不在經絡上的奇穴以及名稱與位置無法確定的阿是穴。其中，比較特別的為阿是穴，它是以對自己有舒適痛感或覺得症狀有所緩解為準來找出的特殊穴位。由於刺激後有很好的療效，本書將阿是穴稱為「My穴位」，並說明找穴方法，作為自我保健的按壓穴位。

依體質與症狀分別使用主要穴位與遠端穴位

其他需要瞭解的穴位特徵是，離患部近的主要穴位與離患部遠的遠端穴位。比較特別的遠端穴位，是指有治療遠處症狀的作用，一般認為和「激痛點（Trigger point）」有關，而激痛點是某個地方形成的硬塊會成為誘因，在另一個地方引起疼痛。

主要穴位與遠端穴位何者適用，視體質與症狀而定。自我保健時，也要仔細觀察目前的身體狀況，一邊確認感覺一邊找出適合自己的穴位。

治療遠處患部的遠端穴位

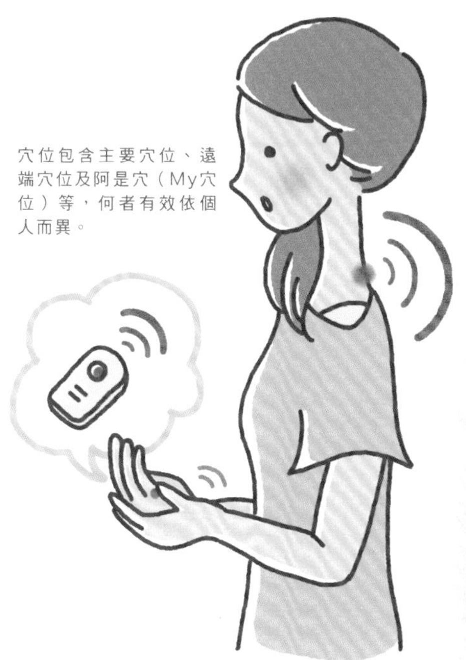

穴位包含主要穴位、遠端穴位及阿是穴（My穴位）等，何者有效依個人而異。

什麼時候會用到遠端穴位？效果會比較弱嗎？

當患部腫起或嚴重疼痛時，直接刺激可能會讓情況惡化，於是改用遠端穴位。另外，以主要穴位來刺激患部但無效的症狀，改用遠端穴位而有所改善的例子也不少，效果並不會比較差。

摩擦皮膚的效果

摩擦皮膚對身體有什麼影響？

穴位用摩擦的也OK

穴位療法基本上是用「按壓」的方式，但是在筋膜或肌肉過度緊繃而變得敏感，或是柔軟部位受刺激覺得很痛苦等情況下，就無法按壓患部。換成以穴位為中心，摩擦皮膚使經絡發揮作用，一樣有很好的效果。

皮膚也是治療點

摩擦皮膚也能促進自律神經作用，對身體產生很大影響。

內臟和特定的皮膚區塊與通過脊髓的神經是相連的。因此，內臟出現不適，會從自律神經傳至脊髓神經，再反應於特定皮膚上。

依據顯露反應的皮膚位置，便能得知是哪個內臟出現異常。然後反過來利用這個現象，讓特定的皮膚位置發揮作用來治療內臟。

換言之，皮膚也和穴位一樣，是顯露不適的反應點，同時也是治療點。

書中介紹的皮膚按摩就是從這個觀點出發的。

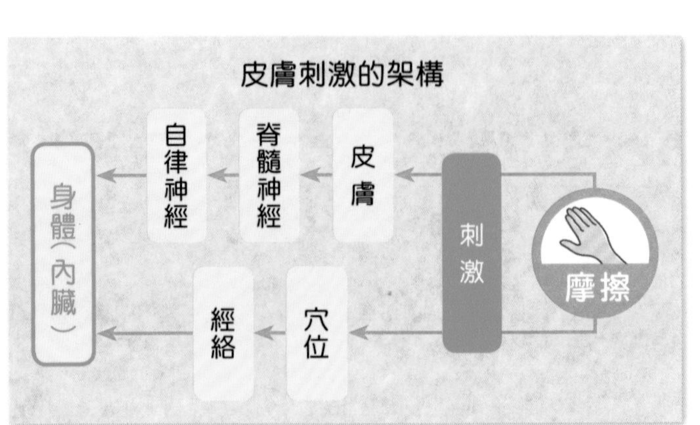

按摩皮膚的基本方法

基本上是輕柔的「摩擦」

保健的重點在不過度刺激皮膚的摩擦方式。一定要隔著衣服進行，臉部與頸部可墊上毛巾或塗抹乳液，保護皮膚的表面。

※什麼情況下不能按摩等注意事項，請比照穴位按壓（參閱P36）。

重點提示！

1 摩擦時吐氣，手回到起點時吸氣。

2 大約按摩5次就OK了！

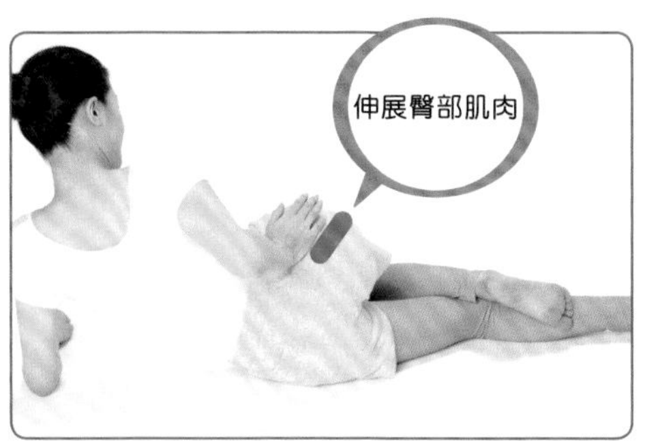

邊按邊摩擦臀部

橫躺，將位在上方的腳彎曲貼至地板上。伸展腰部至大腿的肌肉，以手掌一邊按一邊摩擦。

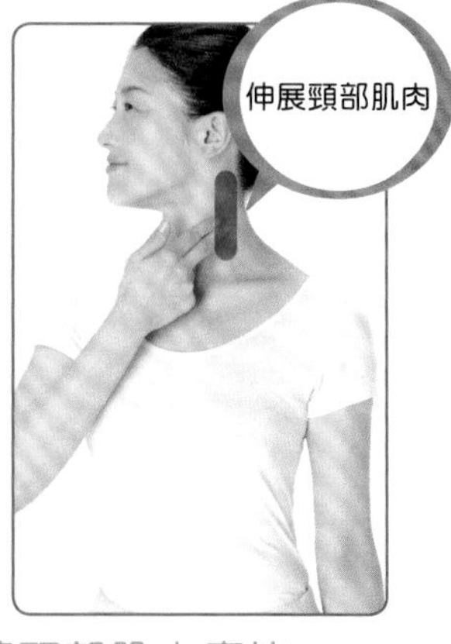

沿著頸部肌肉摩擦

伸展頸部肌肉，臉轉向旁側。下巴微向前，使頸部的大肌肉浮起，沿此肌肉（或內側）輕輕摩擦。

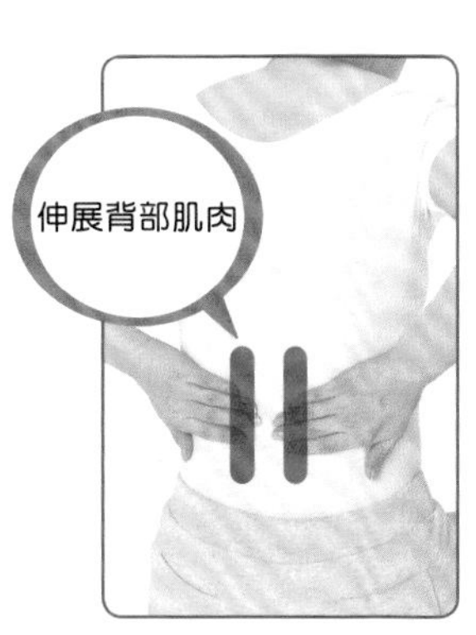

摩擦背部（腹部）

背部打直，肩膀放鬆。以指腹均勻施力，慢慢摩擦背部（或腹部）。不要屏住呼吸。

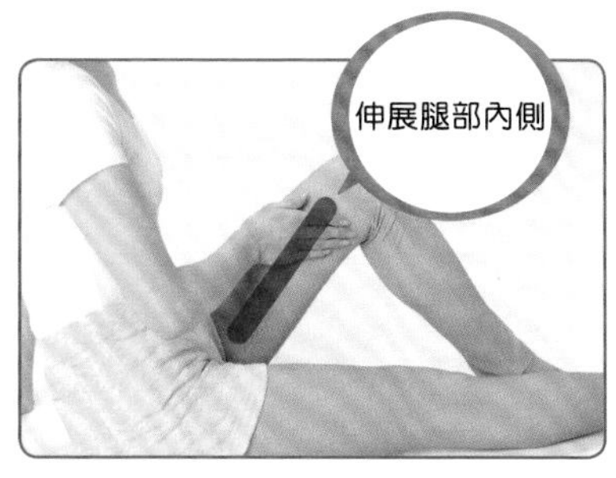

摩擦腿部內側

坐在地板上，一隻手置於臀部後面，單腳曲起伸展腿部內側，使肌肉變硬，再以手掌從大腿的內側摩擦至膝蓋前。

Column

什麼是寶寶按摩？

增進親子關係的肌膚之親

最近在日本也出現「寶寶按摩」一詞。雖說是按摩，當然不是比照大人的方式搓揉寶寶的肩膀或腰部，而是寶寶與父母間的一種肌膚之親，透過撫摸或滑摩肌膚，讓寶寶感受「愛意」，對爸媽產生信賴感。

除此之外，按摩還可以促進血液循環與新陳代謝，達到調整身體狀態以及穩定與保持肌膚健康的效果。皮膚接收的刺激會傳至腦部，活化腦部功能，使身體的感覺與感性變得豐富。

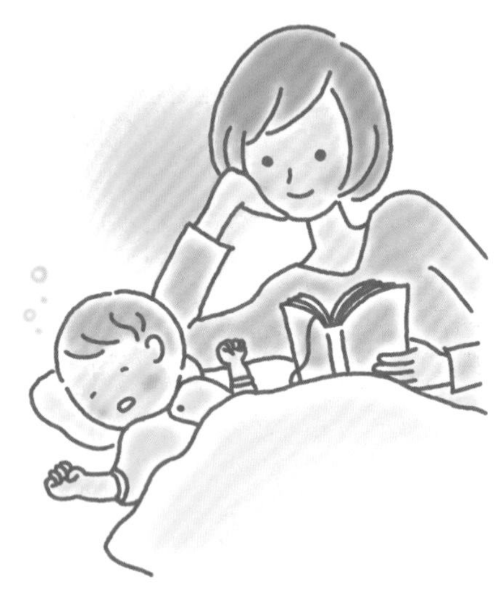

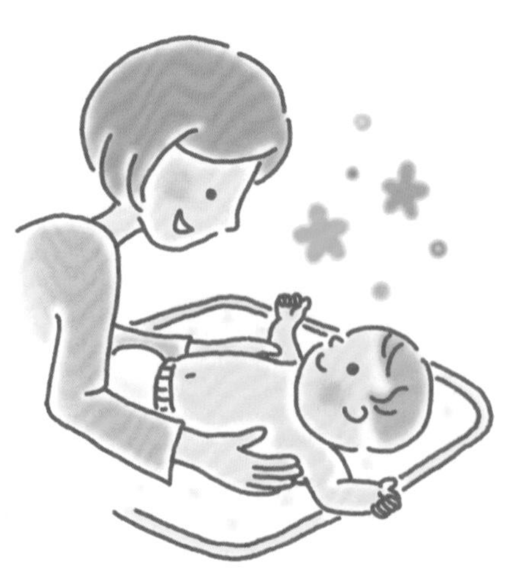

媽媽也能得到療癒

寶寶按摩不僅有益寶寶身心，媽媽也可從中受益。媽媽透過與孩子的肌膚接觸，培養更深的感情，從按摩中仔細觀察寶寶的表情與身體，能夠更理解寶寶，在育兒上建立起自信心。寶寶因為按摩得到放鬆，情緒變好，半夜哭鬧情況也減少了，媽媽的負擔與憂慮跟著減輕，更加從容自在許多。

不要把寶寶按摩想得太難，如果沒有時間，只要以溫熱的手在寶寶身體上滑動，一樣有效果。

第二章

找到對自己有效的My穴位（阿是穴）

穴位按壓的基礎

信任自己的感覺去找穴位是最好的。

「舒適的痛感」、

「按下覺得舒緩」的地方就是有效的「My穴位」。

仔細觀察自己的身體，

就能找到真正有療效的穴位。

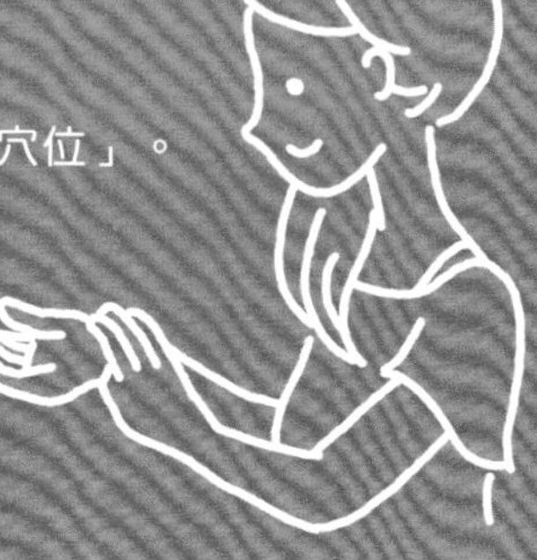

基本穴位

找穴的基本方法

以身體的關節或皺褶等為基準點，藉由手指的寬度來測量定位，是基本的找穴方法。本書也使用這個方法來表示穴位的位置，請記住以下的說明。

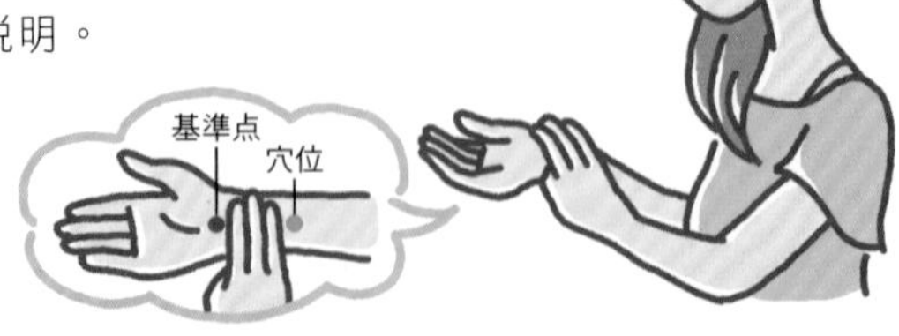

指寬基準

一般認為手指的粗細是合於身體的尺寸。
記下這個指寬基準，可簡單找到穴位。

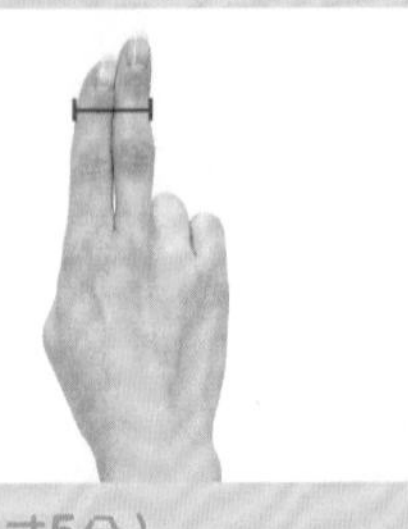

2指寬（1寸5分）
食指與中指併攏的橫寬。照片中由食指第一關節拉出的平行線。

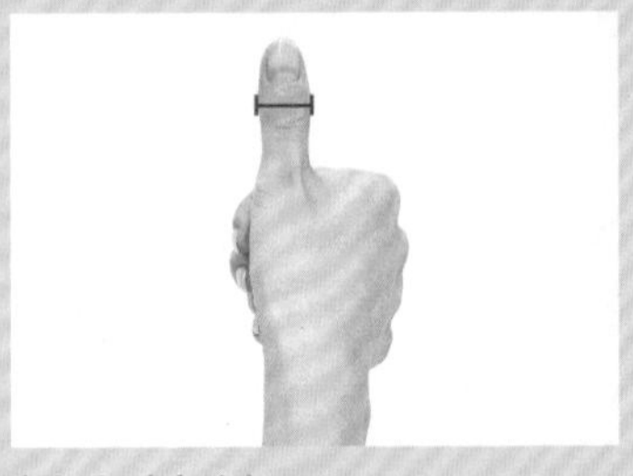

1指寬（1寸）
大拇指關節的最寬處。

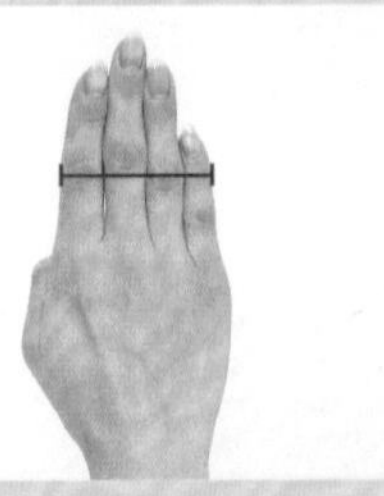

4指寬（3寸）
食指、中指、無名指與小指併攏的橫寬。照片中由食指第二關節偏下拉出的平行線。

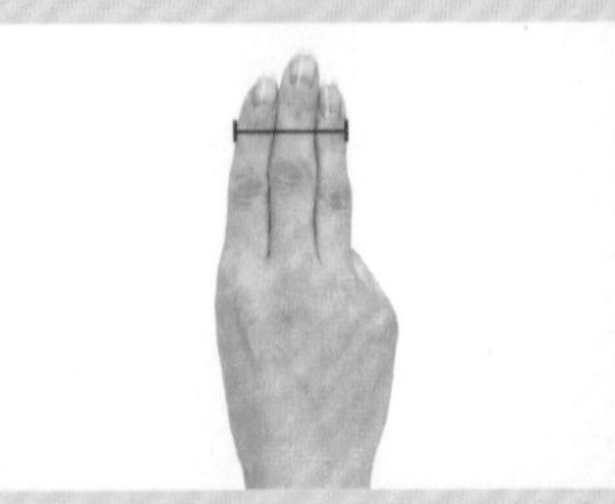

3指寬（2寸）
食指、中指與無名指併攏的橫寬。照片中由食指第一關節拉出平行線。

找穴 3 Step

正如「從內踝的骨頭最高點向上4指寬」所描述的，穴位的位置是以基準點部位與指寬來表示。請試著實際用手指測量看看。

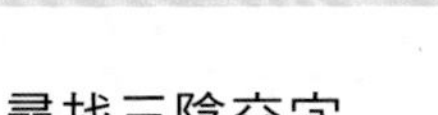

尋找三陰交穴

重點提示！

1 仔細確認基準點。

2 循著骨頭尋找。

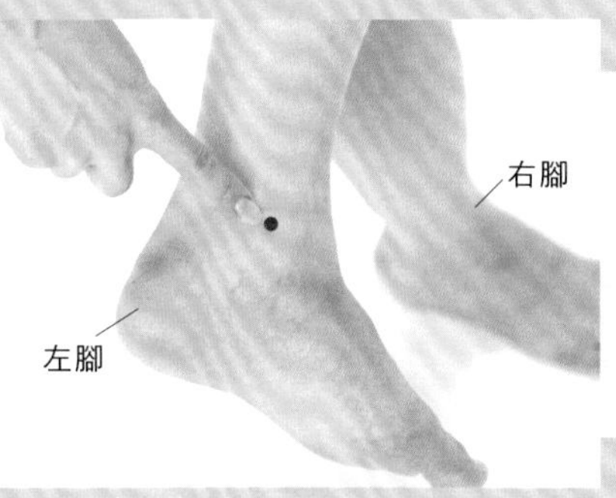

Step 1 找到基準點

先找到內踝的骨頭最高點，以貼紙或馬克筆做上記號。

Step 2 用指寬測量距離

4指併攏，將小指外側抵住Step1所做的記號上，即內踝的骨頭最高點。

Step 3 按壓穴位進行確認

向上4四指寬的位置、脛骨的後側就是三陰交。按一按，摩擦一下，確認有無硬結或疼痛感。

尋找My穴位的基本方法

先找到對症狀有效的基本穴位位置，然後按壓、摩擦其周圍，尋找My穴位。就算偏離基本穴位，只要有硬結或舒適痛感的點，就是對本人有效的「My穴位」。

※My穴位是本書特有的稱呼。

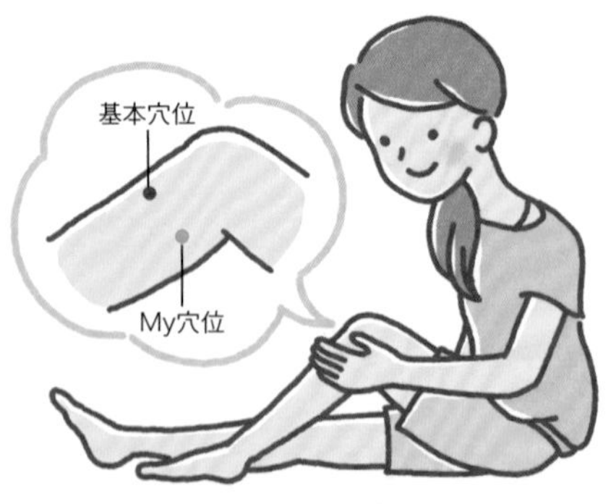

尋找My穴位的標準

My穴位有以下特徵，
試著以按壓、搓揉、觀看、摩擦等感覺來找一找。

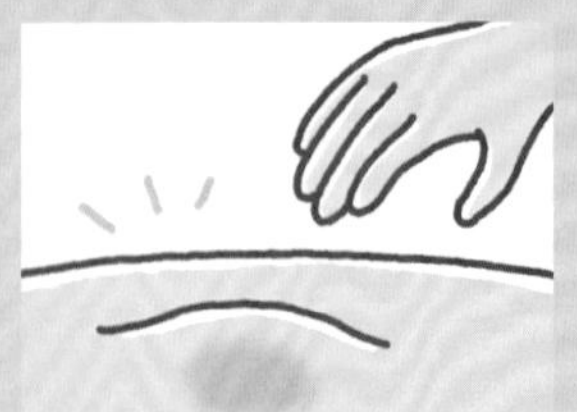

有硬結

有硬塊形成。

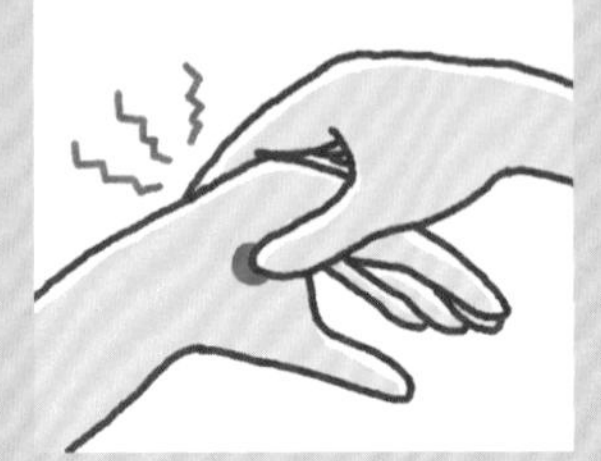

有痛感

按下會痛，或有舒適的痛感。

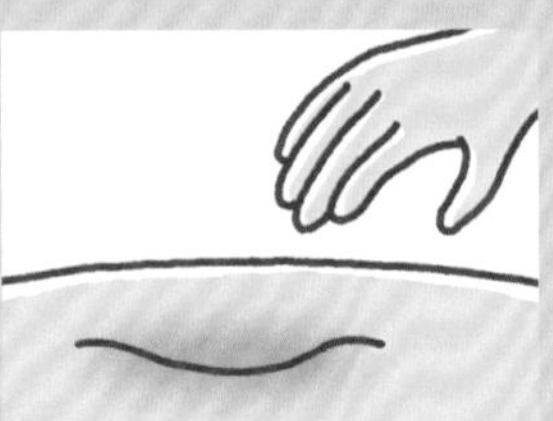

有凹陷

微微下陷。顏色不佳、摸起來粗粗的。

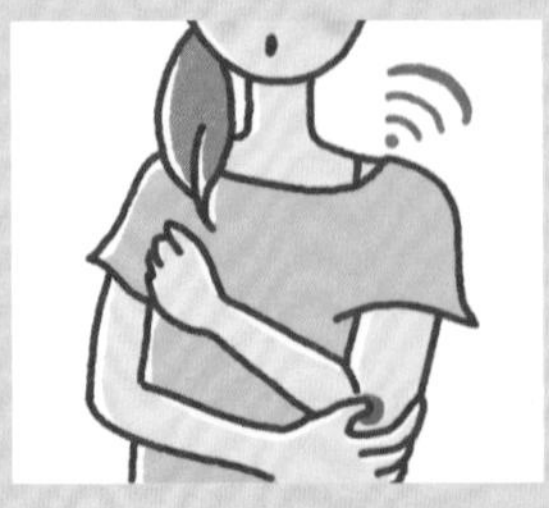

刺痛感

一按壓，有症狀的地方會有刺痛感。

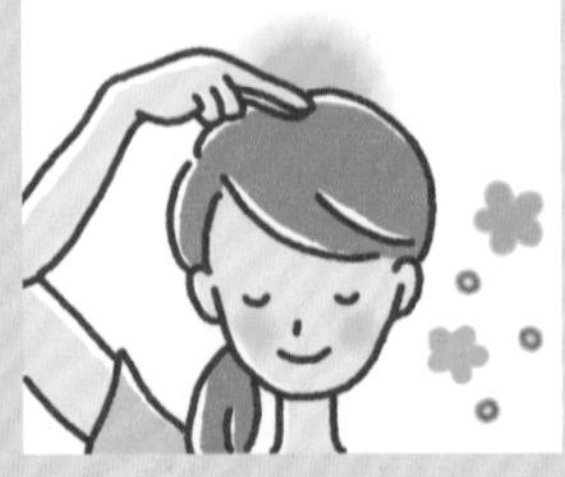

症狀緩解

一按壓，難受的症狀就有所緩和。

穴位的位置與顯露的反應因人而異。最重要是正視自己的身體狀況。

尋找My穴位 3Step

當按壓基本穴位覺得沒什麼療效時，可試著找找My穴位。一邊按壓基本穴位的周圍，一邊移動手指探尋。

重點提示！

1 偏離基本穴位是OK的。

2 覺得「有效」最重要。

以曲池穴為基準尋找My穴位

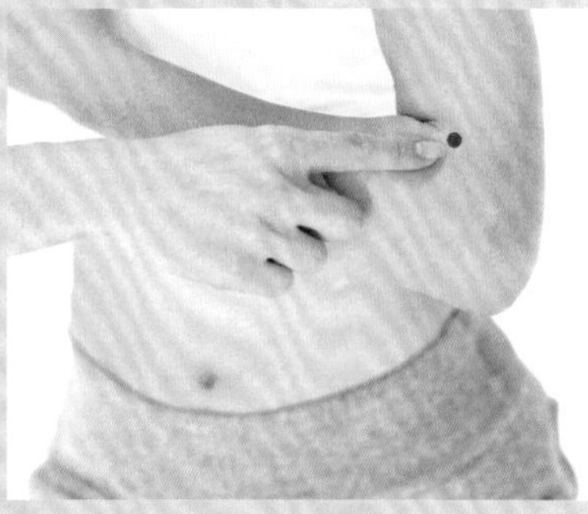

Step1 先找到基本穴位

在手肘彎曲時出現的肘橫紋外側，可找到曲池穴。

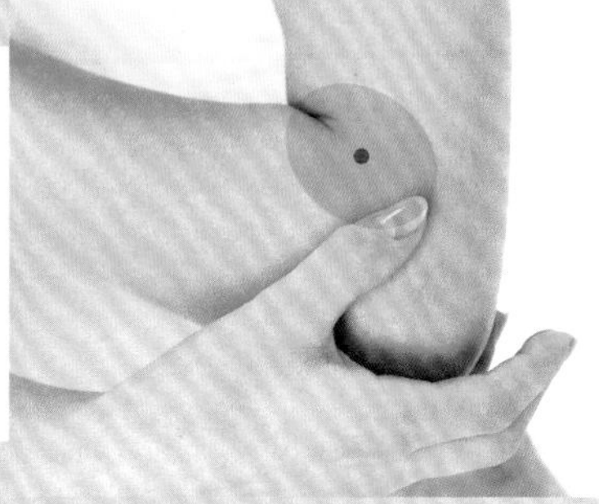

Step2 探尋基本穴位周圍的反應

以曲池為中心，按壓與摩擦約2公分的外圍，尋找My穴位。請參考前一頁「尋找My穴位的標準」。

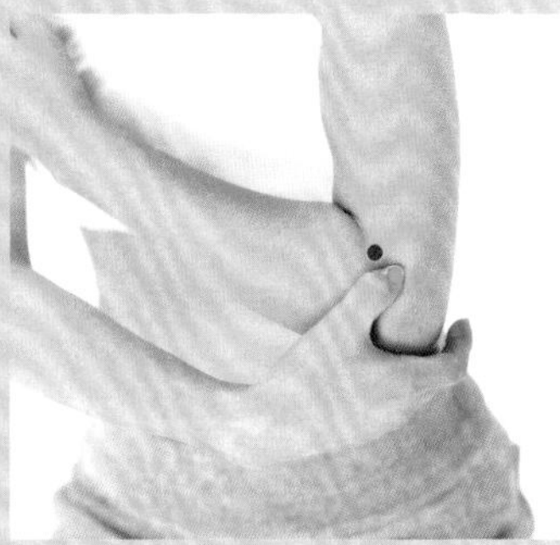

Step3 試著按壓確認症狀

試著按壓，確認一下症狀有無緩和或舒適的痛感。My穴位會隨身體狀況變換位置，所以每次做穴位按壓保健時都要重新尋找。

穴位按壓基本方法

穴位按壓基本上是使用大拇指與中指（或食指），邊吐氣邊按壓，再邊吸氣邊離手，以這樣的節奏緩慢進行。要特別注意的是按壓的強度。在僵硬痠痛的部位盲目用力按壓，之後反倒會出現疲累不適的症狀。應以「舒適的痛感」為準，仔細觀察身體反應，調節按壓力道。

※何時不可以進行穴位按壓請參閱P36的說明。

穴位按壓的準備工作

在開始按壓之前，先深呼吸，輕摩身體做好準備。
洗澡溫熱身體放鬆後再按壓，效果會很好。

●輕摩穴位周邊

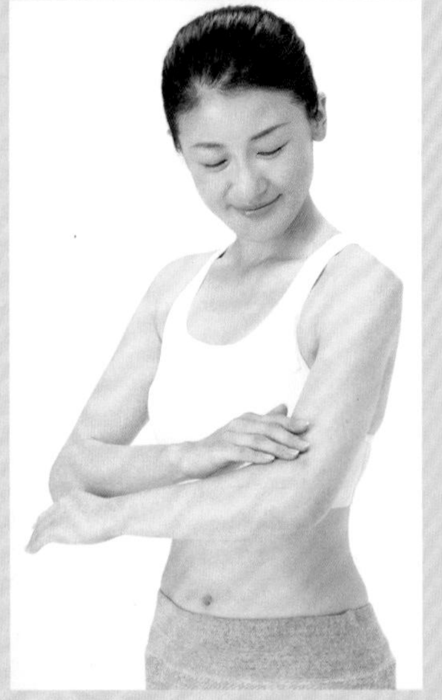

當穴位及其周邊變硬緊繃時，以輕摩方式加以鬆開。只是把手放上去溫熱也有效。

●深呼吸放鬆

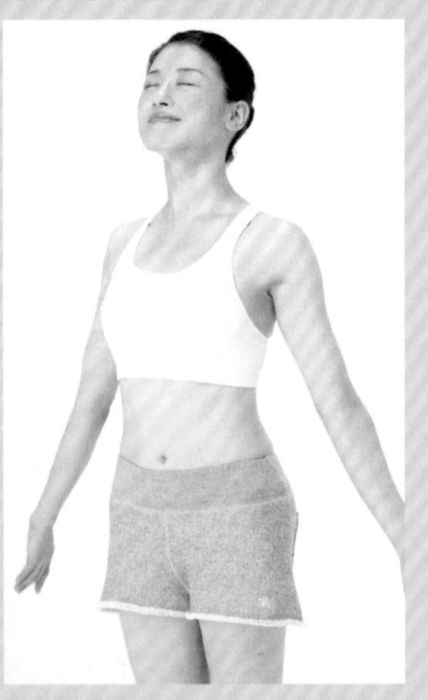

慢慢地深呼吸，讓身心放鬆。以鼻子深深吸氣、從嘴巴細長吐氣的腹式呼吸，重複做2至3次。

穴位按壓 3 Step

按壓前輕輕施力摩擦周邊，找一找用何種強度按壓最適當。請注意：按壓時不要屏住呼吸。

重點提示！

1 邊吐氣邊按壓，邊吸氣邊離手。

2 約按壓3至5次就OK了。

按壓通里穴

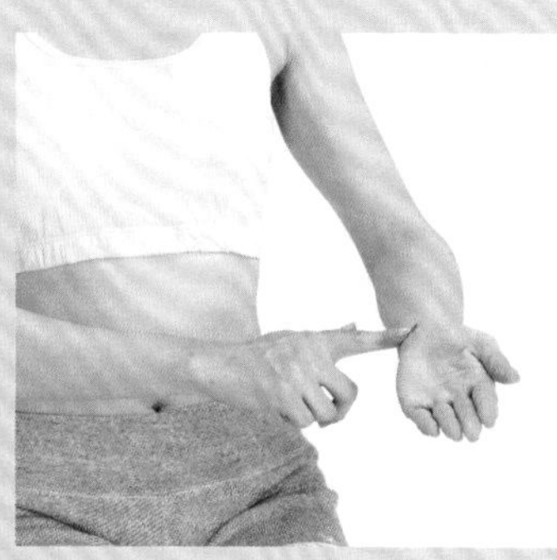

Step 1 輕摩穴位周圍

先輕輕摩擦與搓揉穴位及其四周，確認狀態如何。想用力按壓時用大拇指，輕按時用中指或食指。

Step 2 邊吐氣邊按壓

細細吐氣慢慢按壓3至5秒。有舒適痛感時手按住不動。在手按住的狀態下持續吐氣3至5秒。

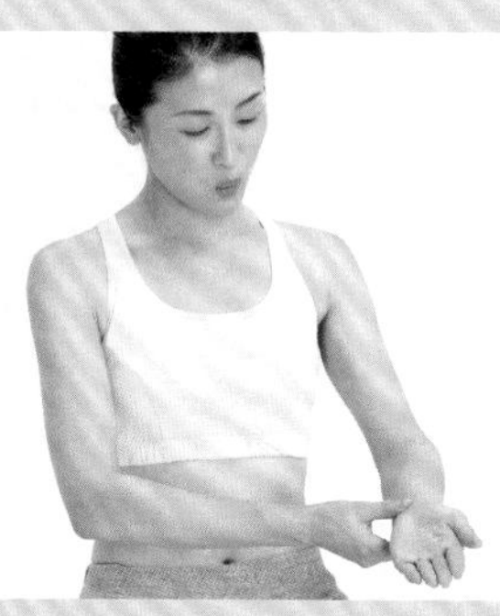

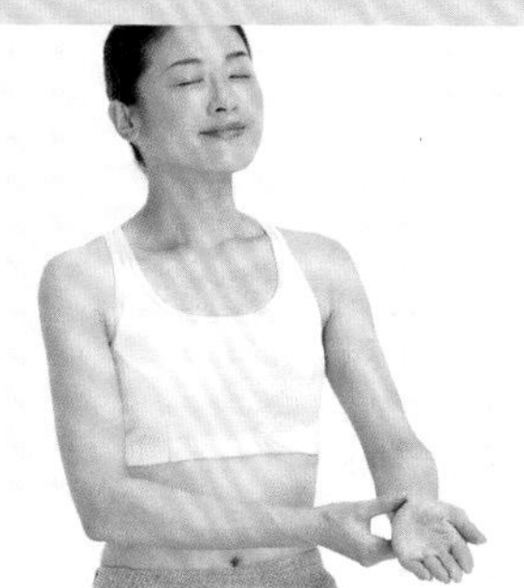

Step 3 邊吸氣邊離手

大大吸氣，花3至5秒慢慢放掉力氣。請重複以上動作3至5次左右。

※不易按到的背部與腰部，可躺在高爾夫球上刺激穴位，或使用穴位按摩棒等工具。

便利的穴位按摩工具

這個形狀對這裡最有效！不斷進化的穴位刺激工具

穴位按壓基本上是使用手，一些不易施力的位置可以利用便利的工具代替手。尤其是背部及頸部等搆不到的穴位，建議善加利用按壓工具。乍看像玩具，其實每個工具都在有效刺激穴位上下足功夫。每種都試用看看，找找有沒有中意的產品。

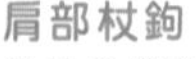

肩部杖鉤

用於手搆不到的肩頸後方。質輕，有一定的柔軟度，十分方便好用。Ⓐ

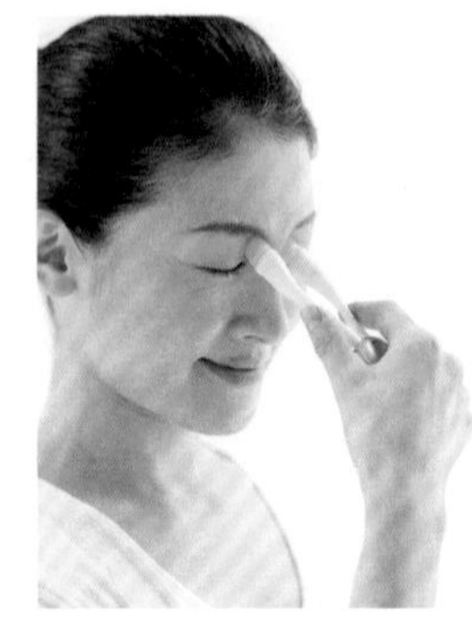

眼部棒

按壓眉頭穴位的便利工具。適度刺激可消除眼睛疲勞。Ⓐ

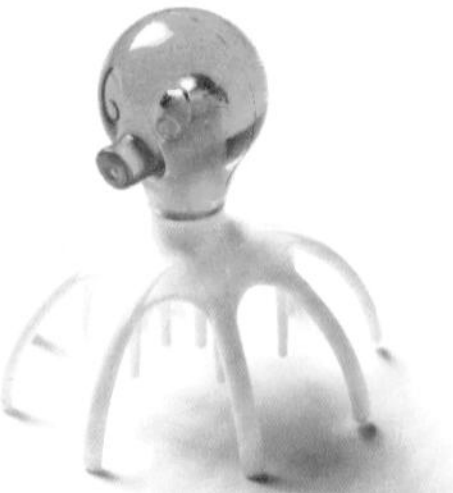

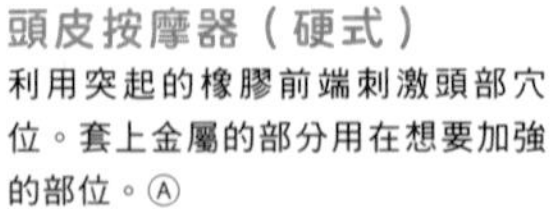

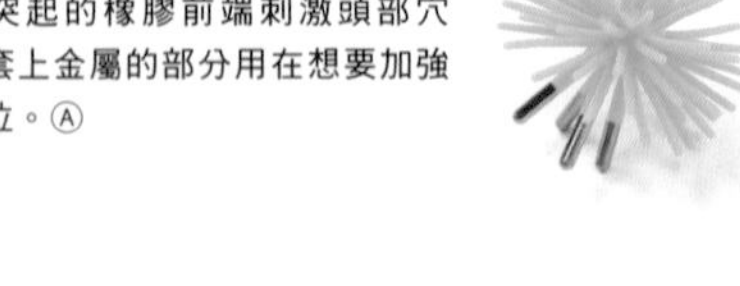

頭皮按摩器（硬式）

利用突起的橡膠前端刺激頭部穴位。套上金屬的部分用在想要加強的部位。Ⓐ

章魚頭皮按摩器

將八隻腳抵住頭部按壓，舒服地刺激頭皮，恢復精神。Ⓑ

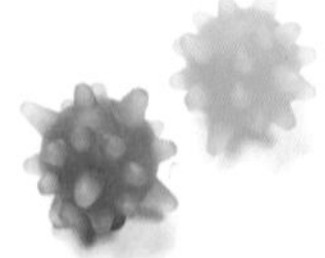

刺蝟按摩球

可握在手上或用腳踩滾動，用途廣泛。小巧，方便辦公室內使用。Ⓐ

商品來源
Ⓐ：AKAISHI株式會社　Ⓑ：大創　Ⓒ：せんねん灸（Senefa）

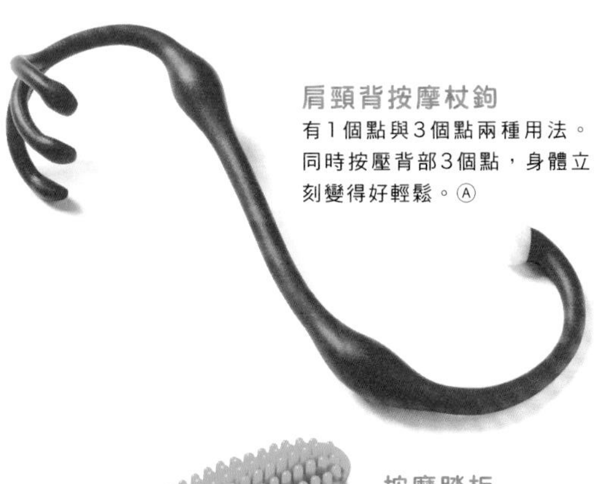

肩頸背按摩杖鉤
有1個點與3個點兩種用法。同時按壓背部3個點，身體立刻變得好輕鬆。Ⓐ

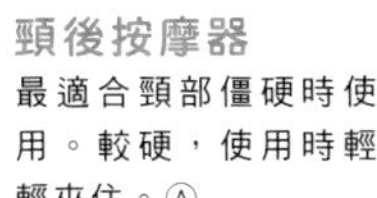

頸後按摩器
最適合頸部僵硬時使用。較硬，使用時輕輕夾住。Ⓐ

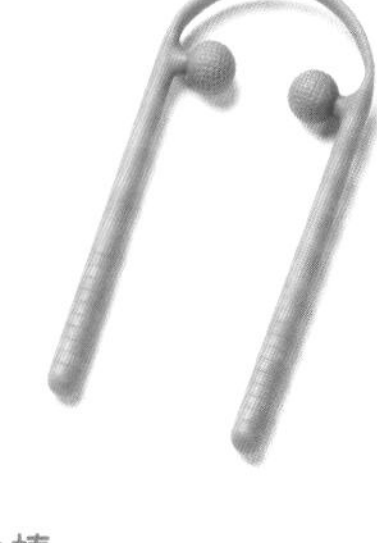

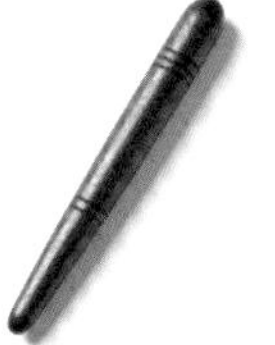

養生棒
尖的一頭用來按壓穴位的手握型按摩棒，是放鬆足底的必備工具。Ⓑ

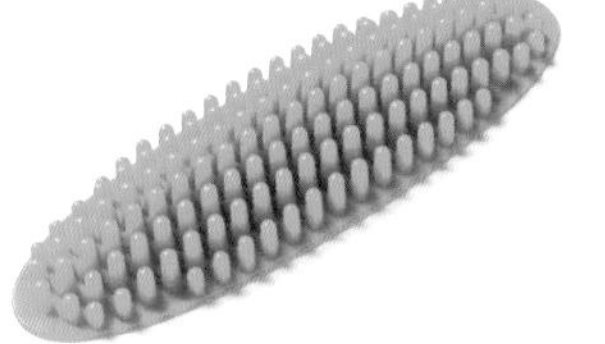

按摩踏板
腳踩上去刺激足底穴位。塑膠製，可緊貼地板，使用方便。Ⓐ

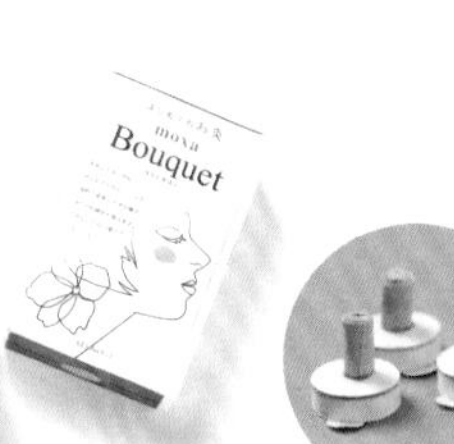

新手用灸片moxa
柔和的溫熱感，第一次溫灸的人也能安心使用。有水果、花香、綠茶、檀香4種香味，50片裝。Ⓒ

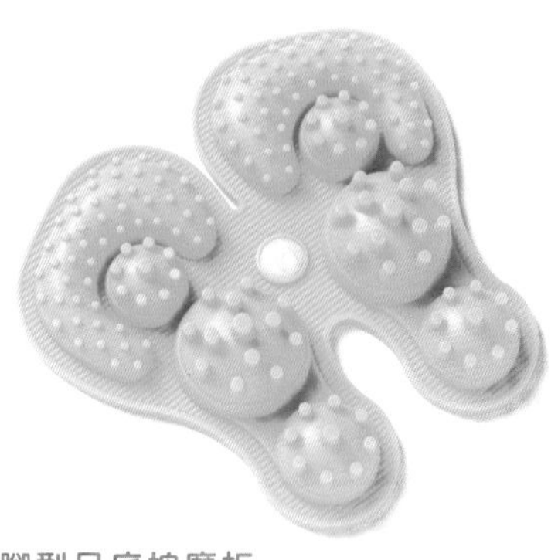

腳型足底按摩板
腳一踏上去，凸起就會凹陷，用力抓住腳底。腳底有被揉開的感覺，很容易踩上癮。Ⓐ

身邊小物也能用來按摩
家中隨手可得的物品，花點巧思就變成好用的按壓工具。

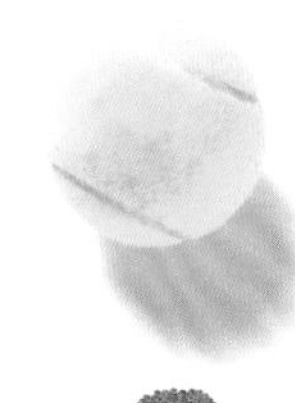

網球
比高爾夫球軟，適合用來按摩纖細的關節四周。也可適度刺激腰部與股關節。

高爾夫球
球置於地板，身體躺在球上刺激肩膀與背部。以膠布黏住兩顆球，可同時刺激脊椎兩側。腳踩滾動也很舒服。

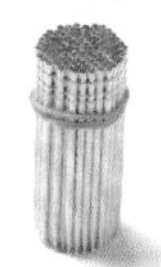

牙籤
以橡皮筋捆住牙籤，輕輕按壓，刺激穴位，類似針療的淺刺效果。肌膚敏感的人使用時要小心。

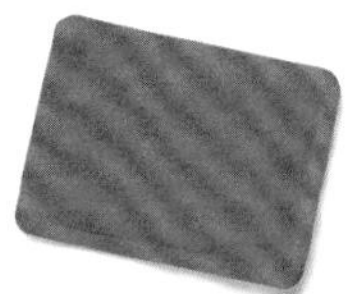

暖暖包
按壓穴位覺得難受時，可改以暖暖包溫熱，尤其是位於腹部或頸後的穴位，溫熱就會有效果。也可利用吹風機的溫風。

Column

穴位按壓Q&A

穴位按壓要怎麼做才有效？有什麼需要避開的事嗎？
解答這類疑問，讓穴位按壓更有效率。

Q

什麼時候
做穴位按壓比較好？

A 基本上一天中任何時間都可以按壓，不過宜避開飯前與飯後，如果有攝取酒精也請不要做。消除僵硬症狀的穴位，在沐浴後身體變暖時按壓是最適合的，恢復元氣的穴位則宜在白天按壓。

Q

什麼時候
不可按壓穴位？

A 有急性腹痛、腹瀉、劇烈痛頭、眩暈或高血壓等症狀時，請先接受醫師診斷，與醫生商量後再進行。高燒、嚴重發炎、重大疾病以及懷孕中不要按壓。另外，按壓後若身體不舒服也請停止。

Q

疼痛部位
要用力按壓嗎？

A 當膝蓋與腰部劇烈疼痛時，請不要直接按壓患部。肩膀與頸部僵硬，有時按壓到疼痛的地步反而會招致反效果，以舒適痛感的力道為宜，請留意。

Q

有沒有提高效果
的方法？

A 在放鬆狀態下進行是最有效的。按壓前將手部溫熱、深呼吸做好準備。按壓後，慢慢喝下溫開水，有排除體內廢物的效果。

第三章

有效的萬能穴位因體質而異！

依體質區分的萬能穴位

一個穴位可治各種症狀的

稱為萬能穴位。

因為效果極佳，

很適合每日的保健。

若配合體質選穴，

效果更上層樓。

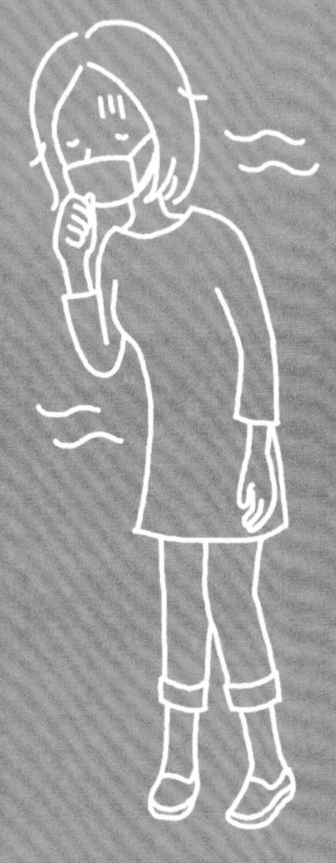

配合體質選擇萬能穴位

按壓合乎體質的萬能穴位，改善慢性不適症狀

所謂萬能穴位，是指對各種症狀有綜合療效的穴位。當多個症狀同時出現時，常令人困惑要選擇什麼穴位才好。對應的穴位一多，處理起來也麻煩，事先把萬能穴位記下來就會很方便。

萬能穴位不只一個，建議配合自己的體質做選擇。

正如第一章所說，東洋醫學基本上是依氣、血、水的狀態，區分成數種體質進行治療。在自我保健上，如果也能配合體質與身體狀況使用萬能穴位，效果會更好。

根據以下項目檢視自己的氣、血、水狀態，找出適合的萬能穴位。

檢視氣、血、水的狀態☑

將符合自己身體狀況的項目勾選起來，
勾選項目最多的就代表你是屬於該類型體質。

「氣」異常型①

- □ 身體倦怠
- □ 沒有氣力
- □ 容易疲勞
- □ 容易感冒
- □ 沒有食欲，不太吃得下
- □ 說話聲音小，眼睛無神
- □ 胃下垂或脫肛

➤P40

「氣」異常型②

- 上熱下寒
- 突然心悸
- 臉部泛紅
- 焦躁感揮之不去
- 突然頭痛
- 坐立不安
- 突然咳嗽不止

➤P42

「血」異常型❶

- □ 眼睛疲勞
- □ 臉色不好、沒光澤
- □ 容易掉髮
- □ 皮膚乾燥粗糙
- □ 指甲容易斷裂
- □ 常抽筋
- □ 眩暈或起立性昏暈

➤P46

「氣」異常型❸

- □ 心情低落
- □ 經常嘆氣
- □ 感覺喉嚨與胸口悶塞
- □ 脹氣難受
- □ 經常打嗝或放屁
- □ 早上起不來，提不起勁
- □ 感覺像戴頂帽子般頭重

➤P44

「水」異常型

- □ 身體倦怠
- □ 水腫
- □ 眩暈、頭痛
- □ 常有痰和鼻水
- □ 尿及汗的量異常
- □ 敲打腹部有咕咕聲
- □ 口渴

➤P50

「血」異常型❷

- □ 牙齦與舌頭發黑
- □ 臉色暗沉，
  眼睛下方有明顯的黑眼圈
- □ 嚴重經痛，經血量多
- □ 有痔瘡
- □ 長青春痘與濕疹
- □ 有慢性疼痛
- □ 手腳容易冰冷

➤P48

依體質區分的萬能穴位

氣不足的氣虛型

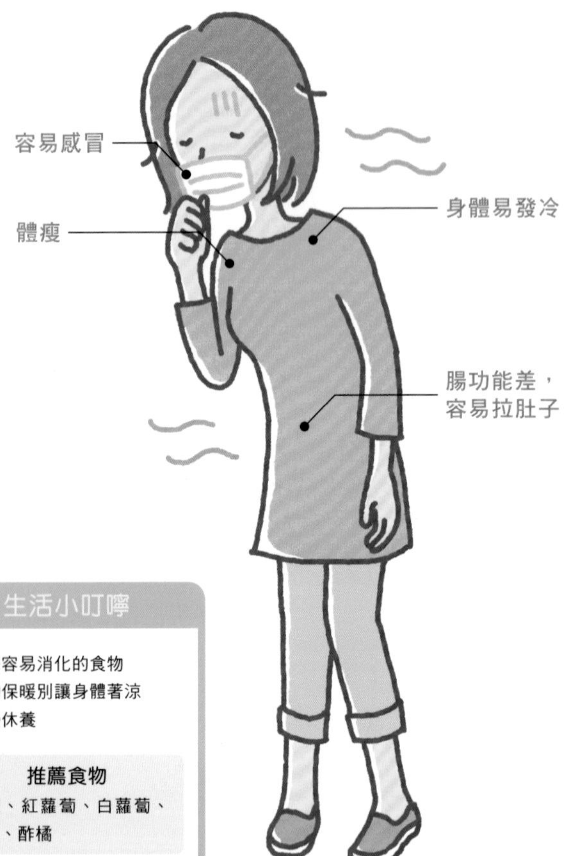

生活小叮嚀

- 選擇容易消化的食物
- 衣物保暖別讓身體著涼
- 慢慢休養

推薦食物

韭菜、紅蘿蔔、白蘿蔔、鮭魚、酢橘

維持生命活動的能量稱為「氣」，氣不足的狀態就是氣虛。

氣虛型的人臉色不佳，缺乏元氣，聲音也有氣無力。身體容易發冷，動不動就腹瀉、感冒。加上容易疲勞，復原力衰退，身體難以恢復。注意，長期氣虛也會加速老化，宜盡早指壓穴位，做好自我保健。

氣虛的人之所以沒有元氣，主因之一是消化系統不好，吃得少。中脘穴與足三里穴可以調理腸胃功能，恢復食欲。足三里還有促進血液循環，為身體補充元氣的功效。

中脘
調理腸胃

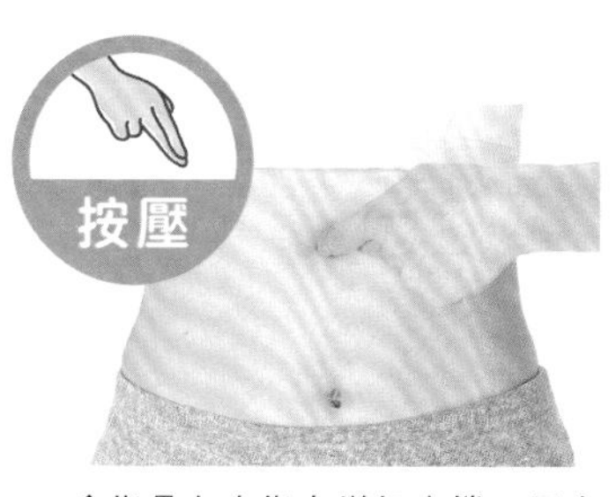

食指疊在中指上增加支撐，用中指的指尖輕柔按壓。

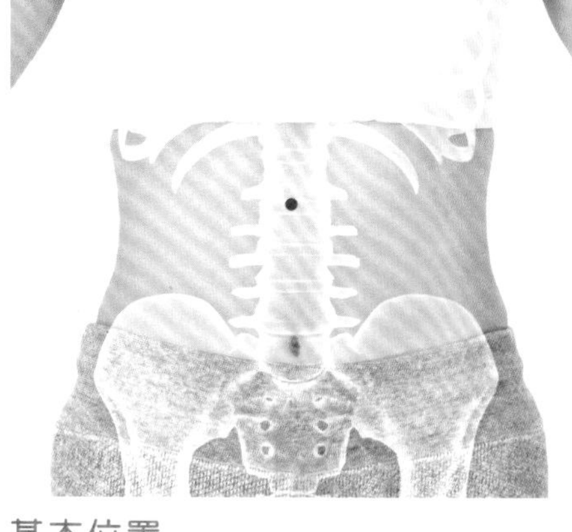

尋找My穴位

按壓與搓揉穴位四周，尋找有舒適痛感的位置。

基本位置

肚臍向上4指再加1指寬處。

足三里
補充元氣

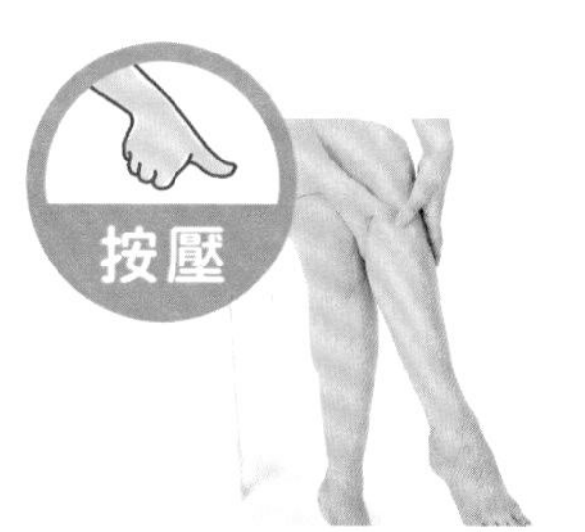

採坐姿，雙手握住膝蓋下方，再以兩根大拇指的指腹按壓。如果太痛可改成單手按。

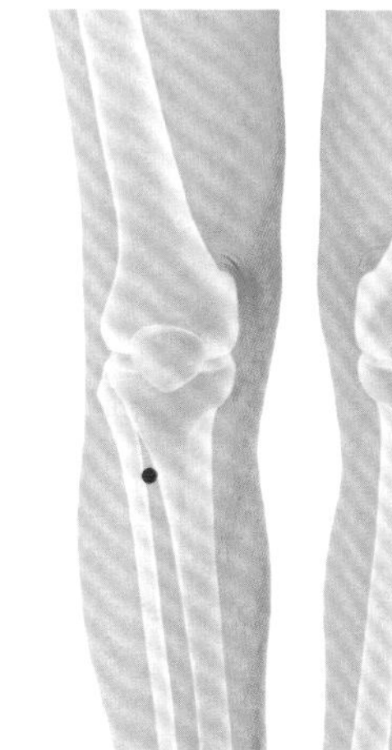

尋找My穴位

以足三里為中心按壓約2公分的周邊，尋找硬結或有舒適痛感的位置。

基本位置

膝蓋彎曲時膝蓋骨的外側會出現凹陷，以此凹陷為起點向下4指寬處。

依體質區分的萬能穴位

氣逆流的 氣逆型

易怒
臉發熱
心悸嚴重
手腳容易冰冷
生活小叮嚀
從事散步等輕度運動
培養紓壓的興趣
泡約39度不過熱的熱水澡，並慢慢浸入水中
推薦食物
韭菜、蜂蜜、竹筍、青椒、味噌、紫蘇、菊花

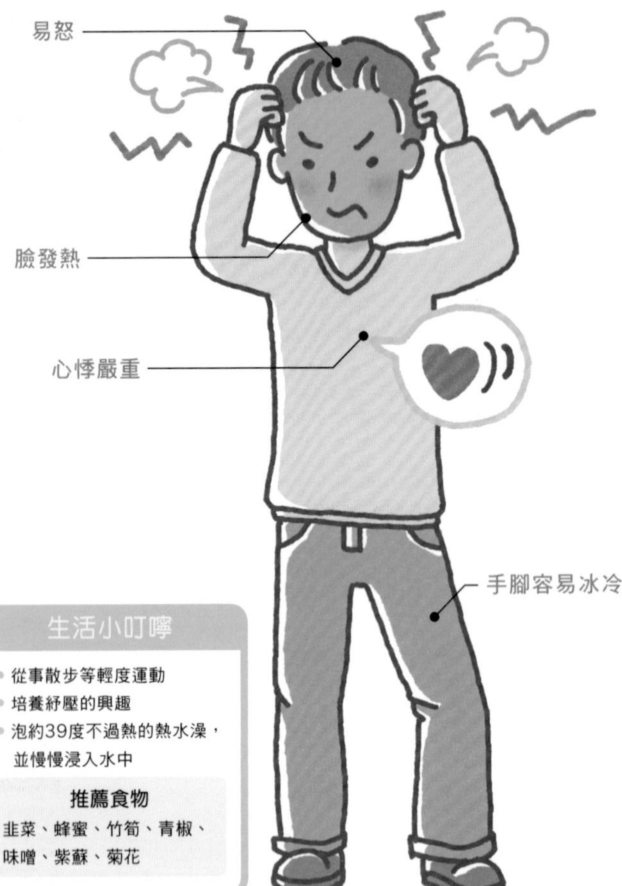

氣逆，是指維持身體活動的能量「氣」往上升而不往下降的狀態。

氣逆型的人雖然手腳冰冷，臉部卻發熱潮紅。不安、易怒。其他特徵為會突然強烈心悸、焦躁感揮之不去、情緒起伏很大。體質上胃就不好的人會噁心想吐，肺不好的人會出現咳嗽等症狀。

能讓氣正常運行的穴位，對氣逆型的不適有改善效果。胸部的膻中穴就有疏通氣循環的作用，另外建議按壓抑制亢奮情緒的太衝穴。放鬆身心進行穴位按壓，效果會更好。

太衝

有放鬆效果

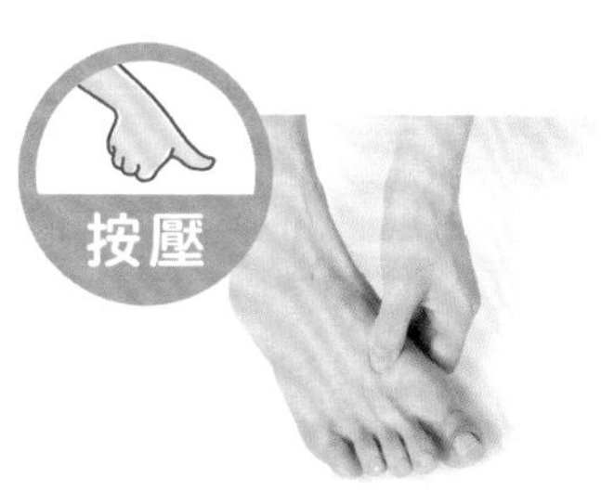

採坐姿，握住腳掌，大拇指的指尖放進骨頭間以舒適痛感的力道按壓。

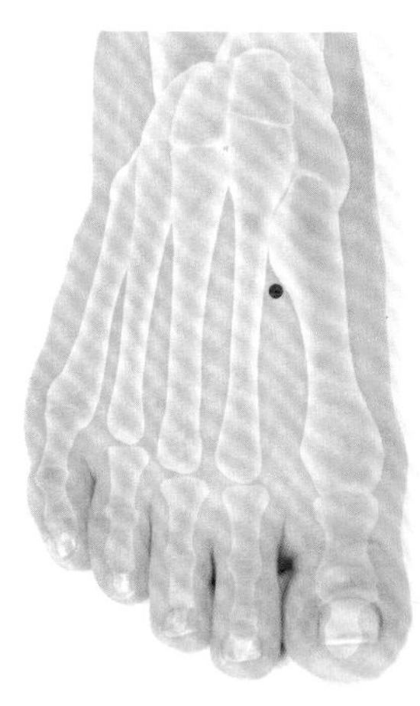

尋找My穴位

在太衝所在的骨頭前後按壓，尋找有舒適痛感的位置。

基本位置

手指沿著腳第一趾與第二趾的骨頭凹陷往腳踝滑去，在手指被擋下處。

膻中

安定心神

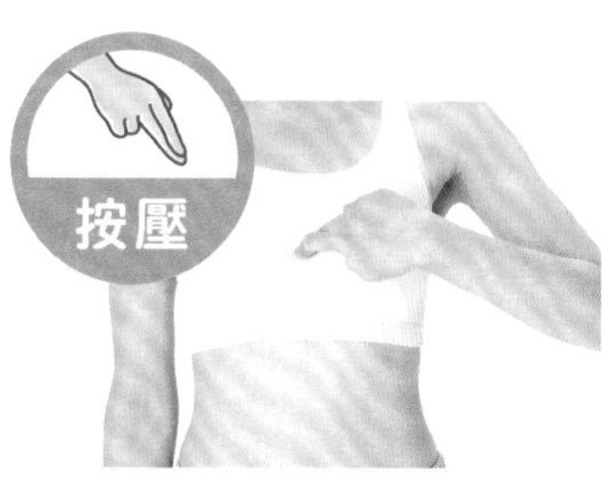

食指疊在中指上增加支撐，以中指的指腹垂直向下輕按。

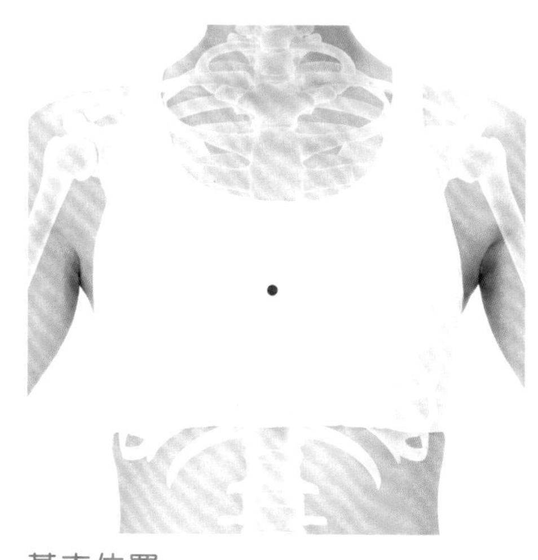

尋找My穴位

按壓凹陷處，尋找有舒適痛感的位置。

基本位置

兩乳頭連線的中點。骨頭間的凹陷處。

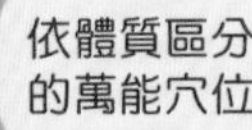

氣阻滯不暢的 氣滯型

心情低落

常嘆氣

喉嚨及胸部悶塞

脹氣

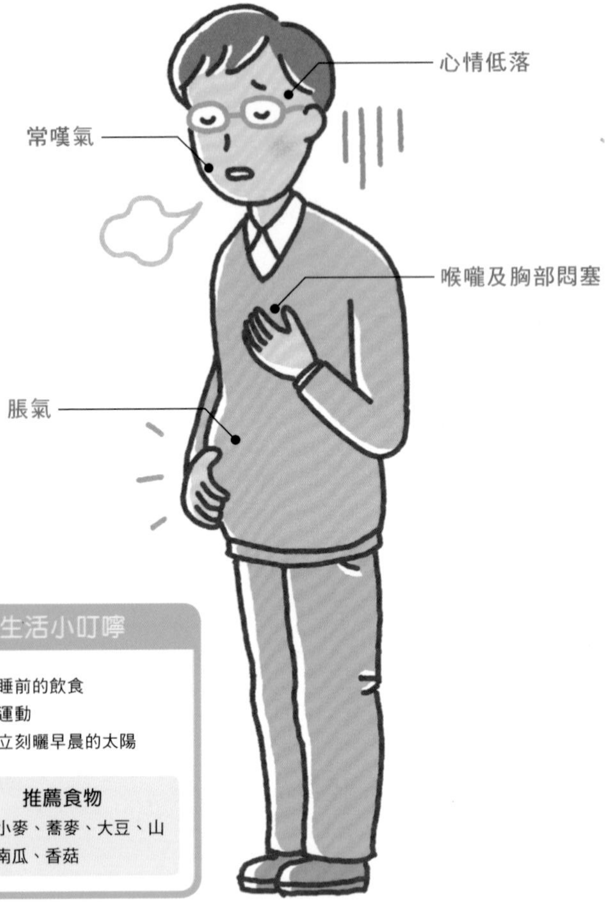

生活小叮嚀

- 控制睡前的飲食
- 定期運動
- 起床立刻曬早晨的太陽

推薦食物

米、小麥、蕎麥、大豆、山藥、南瓜、香菇

運行於身體的「氣」阻塞不暢形成氣滯狀態，無力控制氣的循環。

氣滯與壓力有很大的關係。這類體質的人經常嘆氣，臉色也不太好，腹脹、體內容易積存氣體也是特徵之一。早上起來就覺得不舒服、頭痛……容易莫名心情低落或抑鬱的人也屬於這一型。

氣滯體質，以消除壓力與安定心神的穴位為主。胸部的膻中穴有穩定情緒的作用，內關穴可調節自律神經。膻中穴只需輕摩就能得到極佳效果。

膻中

穩定情緒

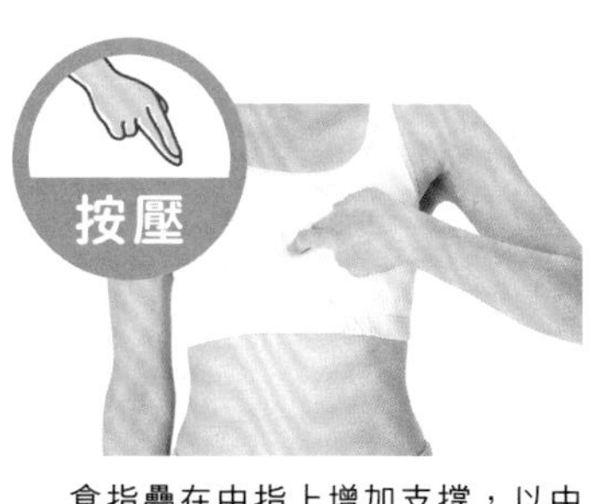

食指疊在中指上增加支撐，以中指的指腹垂直向下輕按。

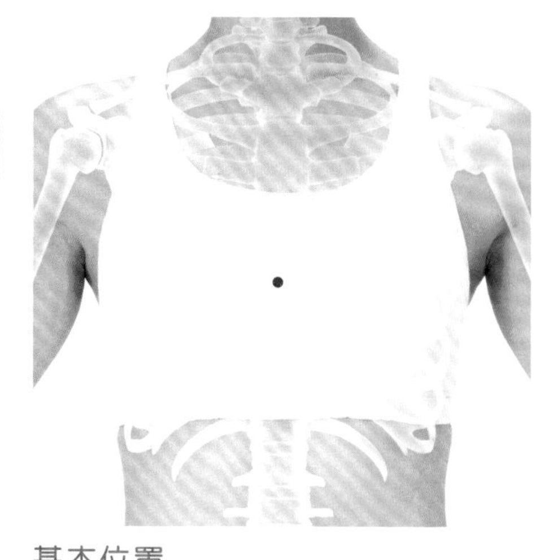

尋找My穴位

按壓凹陷處，
尋找有舒適痛感
的位置。

基本位置

兩乳頭連線的中點。骨頭間的凹陷處。

內關

調節自律神經

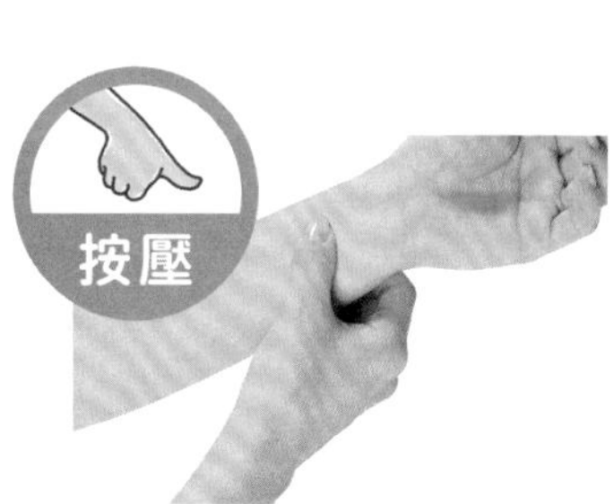

握住手腕固定，以大拇指的指腹輕柔按壓。

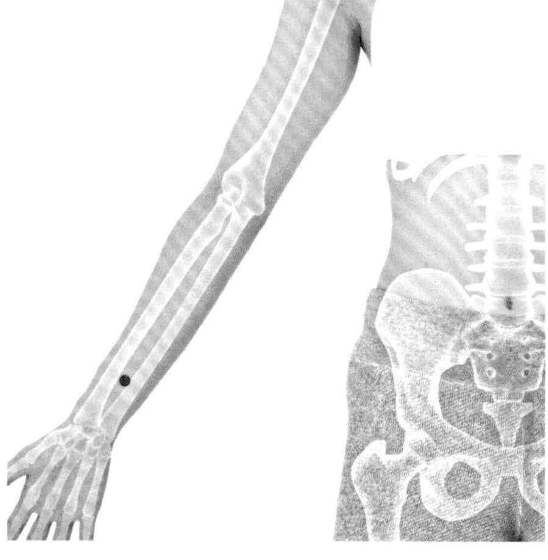

尋找My穴位

從內關穴
沿著手部肌肉按壓，
找出覺得舒服的點。

基本位置

手腕橫紋的中間朝手肘方向3指寬處。

依體質區分的萬能穴位

血不足的血虛型

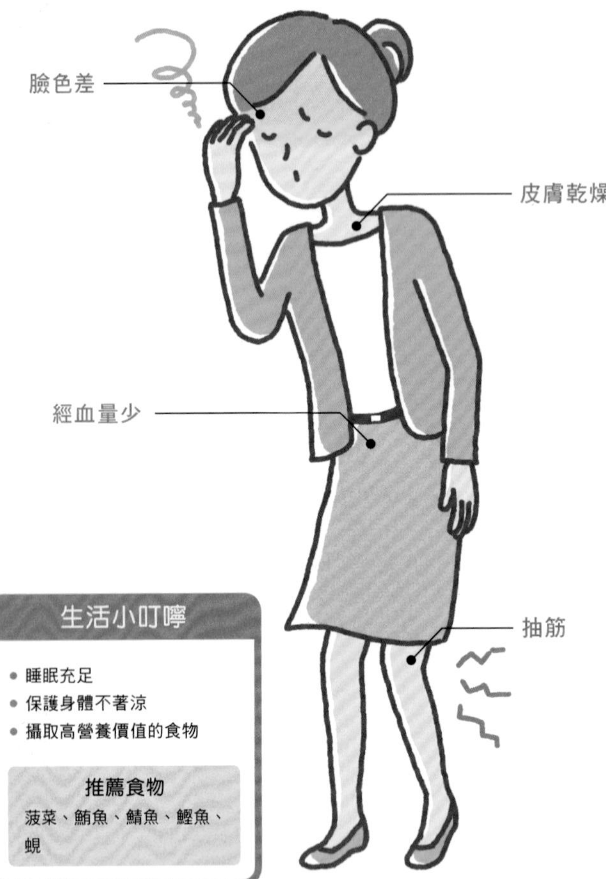

血虛是負責將營養送達身體所需部位的「血」不足。這種體質以女性居多。

血虛型的人嘴唇與舌頭泛白，臉色蒼白。容易貧血，受起立性昏暈之苦。由於身體冰冷乾燥，也有眼睛模糊、指甲斷裂的症狀，還容易抽筋及手腳麻痺。

按壓足三里穴可以提升腸胃功能，促進消化吸收，幫助造血。若再搭配調整氣、血、水整體平衡的氣海穴，效果倍增。動手按壓這些穴位讓身體恢復活力吧！

氣海

為身體注入活力

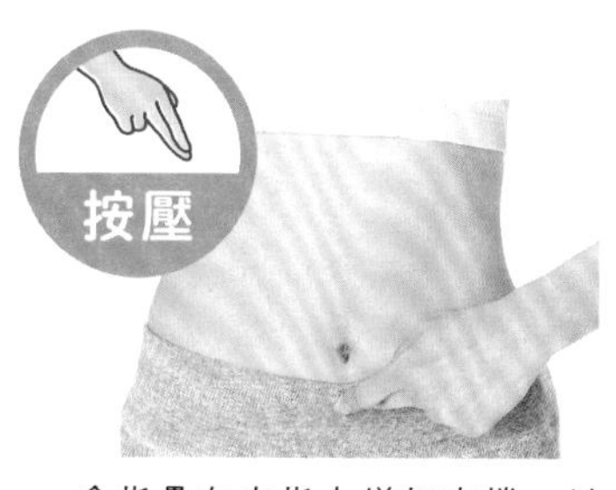

食指疊在中指上增加支撐，以中指的指腹輕柔按壓。

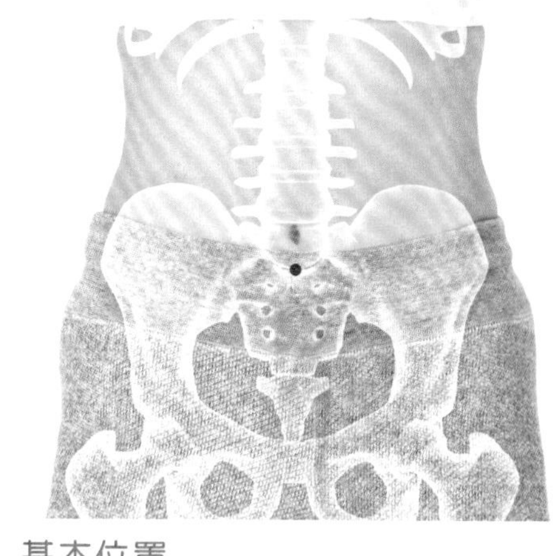

尋找My穴位

按壓與搓揉氣海的四周，尋有舒適痛感的位置。

基本位置

肚臍中間向下2指寬處。

足三里

改善腸胃功能

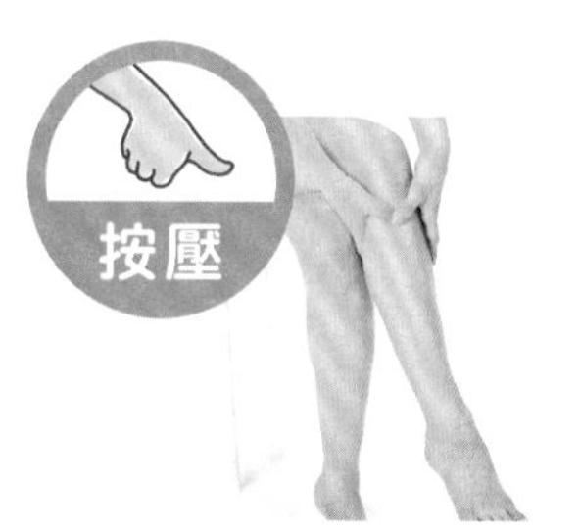

採坐姿，雙手握住膝蓋下方，再以兩根大拇指的指腹按壓。如果太痛可改成單手按。

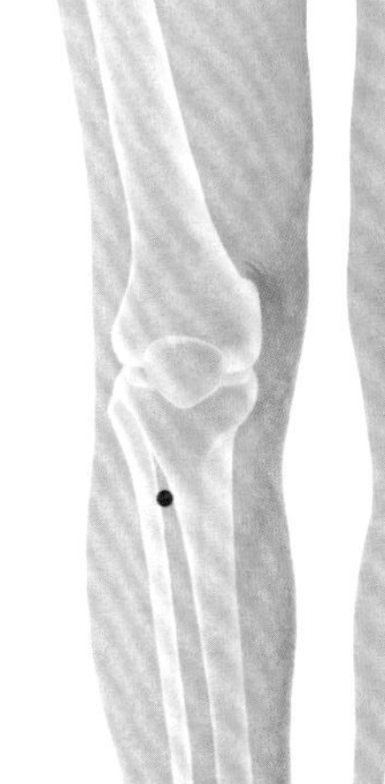

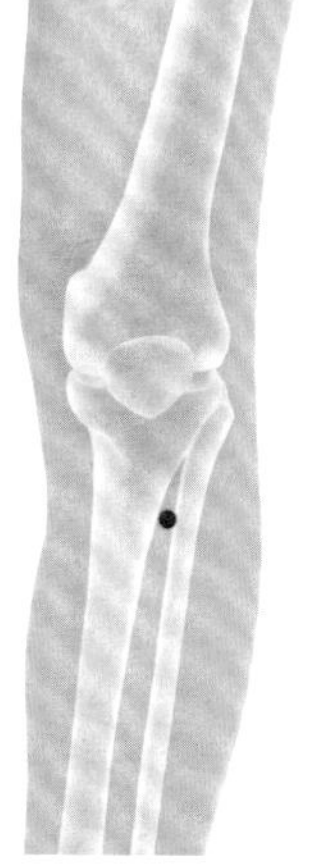

尋找My穴位

以足三里為中心按壓約2公分的周邊，尋找硬結或有舒適痛感的位置。

基本位置

膝蓋彎曲時膝蓋骨的外側會出現凹陷，以此凹陷為起點向下4指寬處。

依體質區分的萬能穴位
血行不暢的
血瘀型

有黑眼圈
臉色暗沉
長痘子
肩膀很僵硬
畏寒
嚴重經痛
生活小叮嚀
• 下半身保暖
• 培養紓壓的興趣
• 習慣面對輕微壓力
推薦食物
番紅花、紅花、韭菜、洋蔥、茄子、鮭魚、茗荷

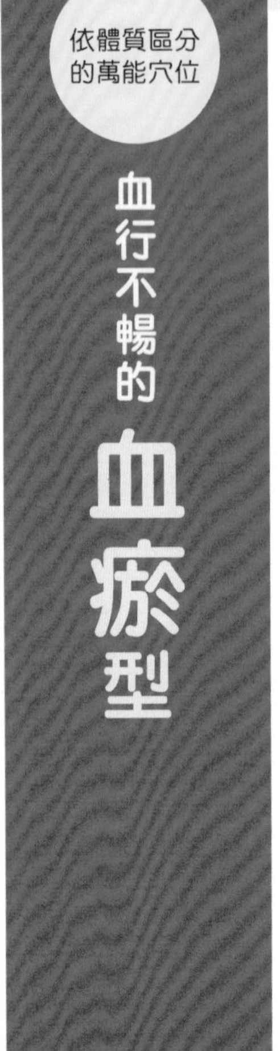

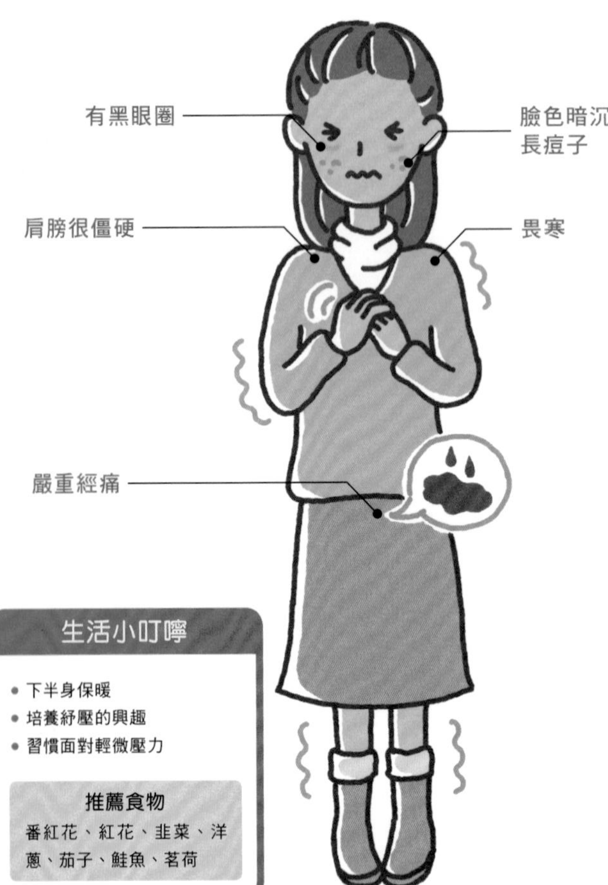

血瘀是指血流循環差，身體各處都有「血」阻塞，促進血流的氣也出現停滯。

血瘀的人嘴唇、牙齦及舌頭泛黑，臉色也呈淺黑色、缺乏光澤、畏寒、黑眼圈明顯、肌膚粗糙，是容易肩頸僵硬、頭痛、經痛且經血量多的體質。

血瘀型的人要按壓提高新陳代謝、促進血流的穴位來改善體質。三陰交穴與血海穴能改善血流，溫熱身體，對婦科疾病也有效。特別是三陰交穴，位於肝、脾與腎的交會點，被視為改善各種不順的萬能穴位，務必牢記在心。

血海

促進血流

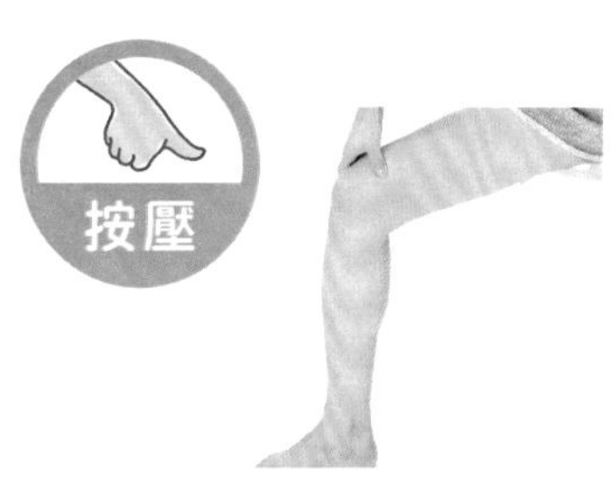

採坐姿，手抓住膝蓋，以大拇指的指尖朝骨頭稍用力按壓。

尋找My穴位

從血海沿著腳部肌肉按壓，尋找硬結或有舒適痛感的位置。

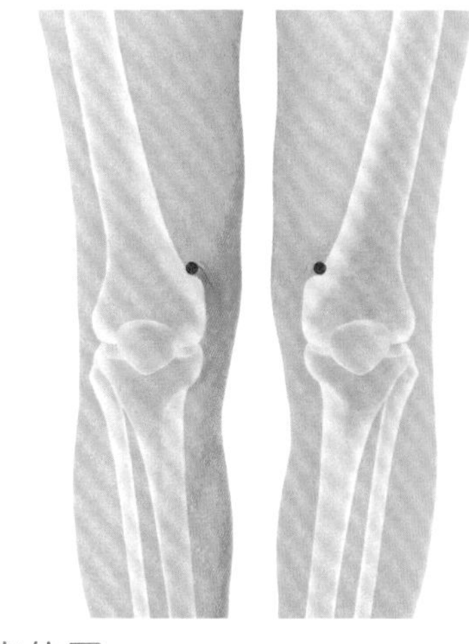

基本位置

膝蓋骨的內側端向上3指寬處。

三陰交

對婦科疾病有效

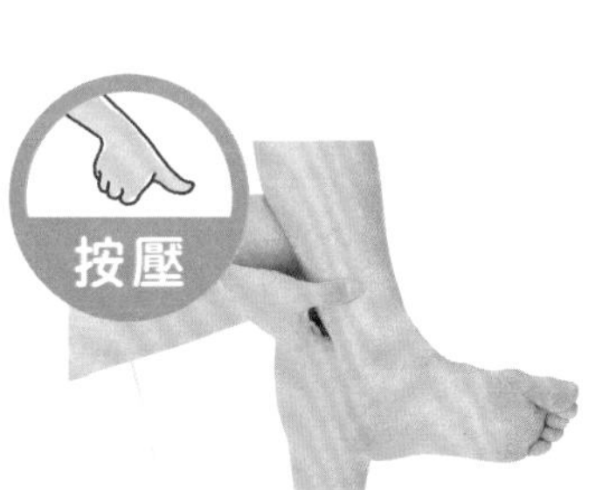

採坐姿，一腳放在另一腳的膝蓋上固定，以大拇指的指腹朝著脛骨按壓到產生舒適痛感。

尋找My穴位

沿著三陰交的上下按壓腳部肌肉，尋找硬結或有舒適痛感的位置。

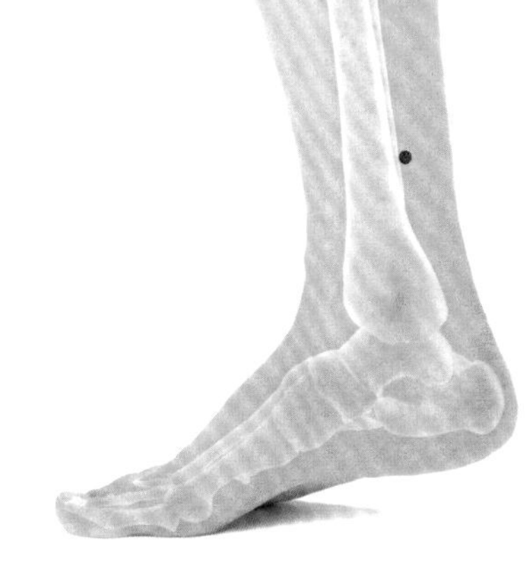

基本位置

內踝的骨頭最高點向上4指寬，脛骨的後側。

依體質區分的萬能穴位

水停滯不暢的水毒型

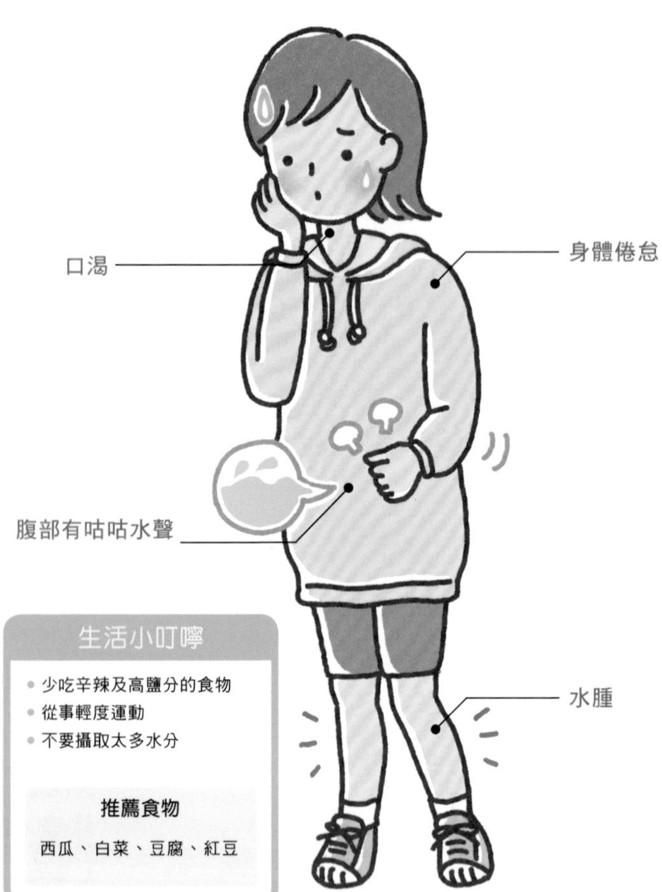

運行於身體的「水」停滯，身體到處都呈現水不足的狀態就是水毒，表現出與水分排出異常有關的症狀。

水毒型的人經常口渴，有水分攝取過多的傾向。臉、手腳及舌頭浮腫，汗及尿的排出量比一般多或少。有身體倦怠、眩暈及頭痛症狀的人也不少。

這種體質的人，最重要的是消除攝取過量的水分與寒氣，促進體內的水分循環。適用的兩個萬能穴位是水分穴與陰陵泉穴，都能非常有效地排除體內多餘水分。改善下半身水腫尤其推薦陰陵泉穴，要去除腹部寒氣則按壓水分穴。

水分

去除腹部寒氣

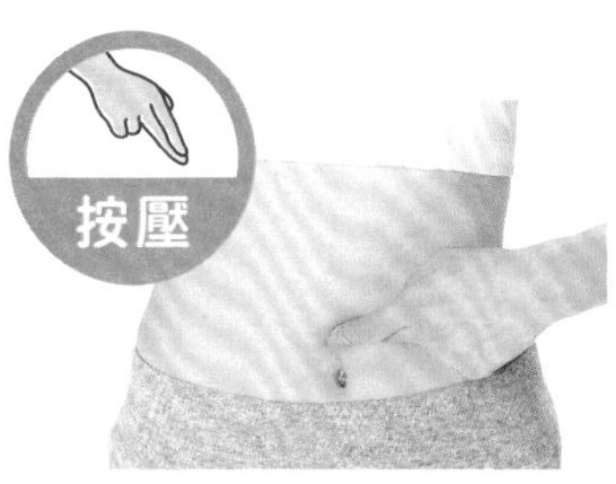

食指疊在中指上增加支撐，以中指的指腹柔緩按壓。若一按壓就覺得痛，可改成摩擦的方式。

按壓與搓揉水分穴周圍，尋找有舒適痛感的位置。

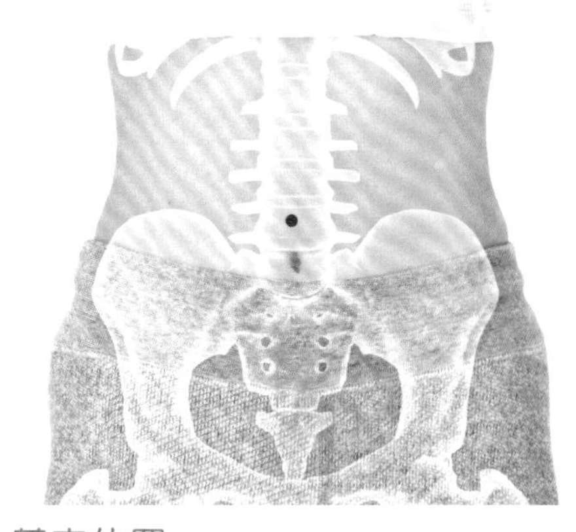

基本位置

肚臍中央向上1指寬處。

陰陵泉

改善浮腫

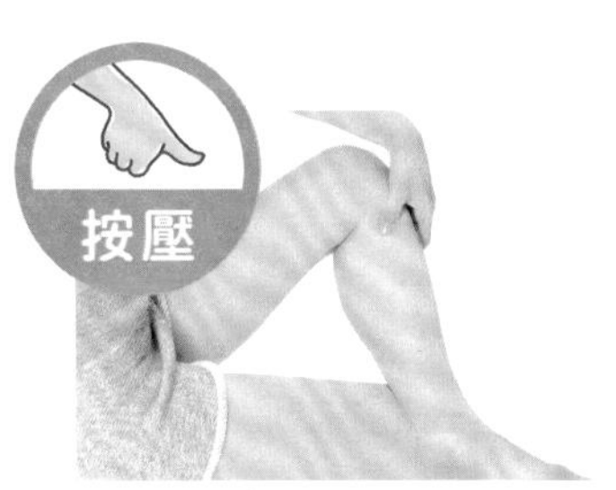

採坐姿，抓住膝蓋，以大拇指的指尖稍用力按壓。

從手指被擋住處沿著骨頭內側按壓，尋找硬結或有舒適痛感的位置。

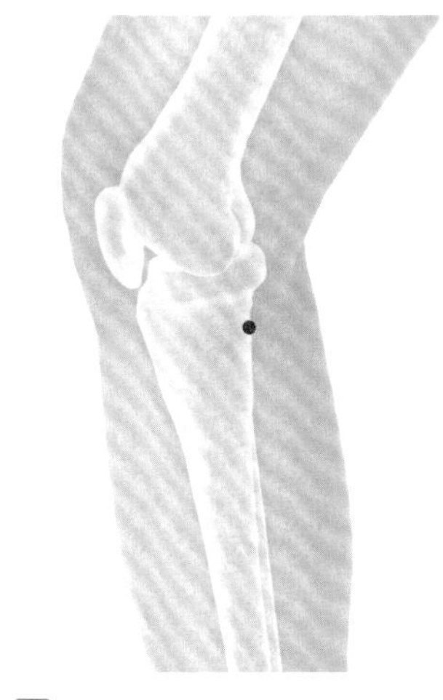

基本位置

採坐姿，膝蓋立起，手指沿著脛骨內側向上滑動，當手指被擋住處。膝蓋下方脛骨的內側。

Column

善用漢方藥

漢方藥是日本固有的醫學

漢方與穴位治療於5到6世紀時由中國傳入日本，因應日本的風土氣候與日本人的體質而發展成東洋醫學。

西藥通常是合成的單一成分，診斷病名後投藥。漢方藥則是由植物與礦物等兩種以上的天然生藥組合而成，根據症狀與體質決定用藥，兩者有很大差別。漢方藥是正式認定有治療效果的藥品，由醫療機構開立的處方大多適用保險給付。

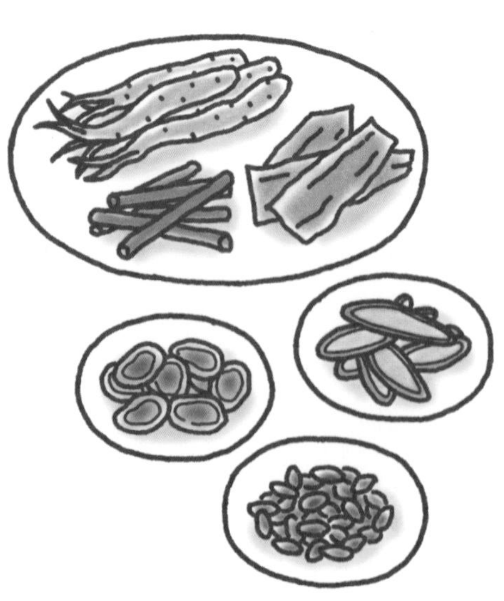

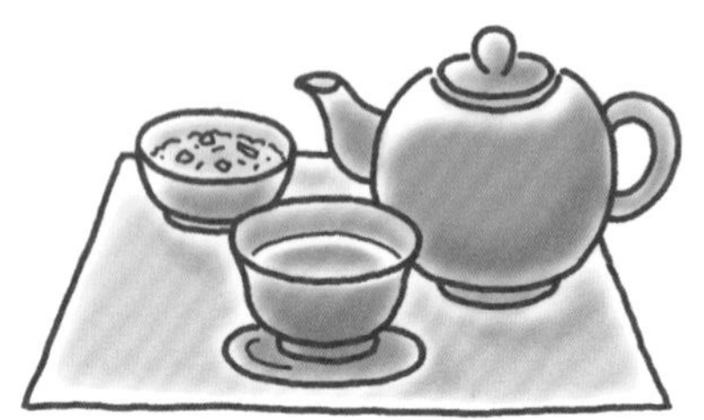

選擇適合自己的漢方藥

漢方藥能配合個人的體質與症狀發揮療效，因為人的體質與症狀千差萬別，配藥也有如客製化一般。即使是相同的疾病，表現出的症狀不同，加上體質與體力有所差異，處方藥的內容也不一樣。

請親自至中醫診所諮詢。為了開立適合的處方，問診時除了目前的症狀與身體上的困擾，有時也會詢問生活習慣與過去的不適症狀等。

經過穴位按壓，症狀仍無改善的人，要不要也試試漢方藥呢？雖然藥房或藥妝店可買到現成的漢方藥，但自行判斷服藥會有使用不當或引起副作用之虞，必須小心留意。

第四章

緩和難受的肩膀僵硬與腰部疼痛

對僵硬疼痛有效的穴位

疲勞日日堆積，

引起肩膀僵硬、頭痛與腰痛。

養成按壓穴位的習慣，

就能早日消除疲勞與僵硬。

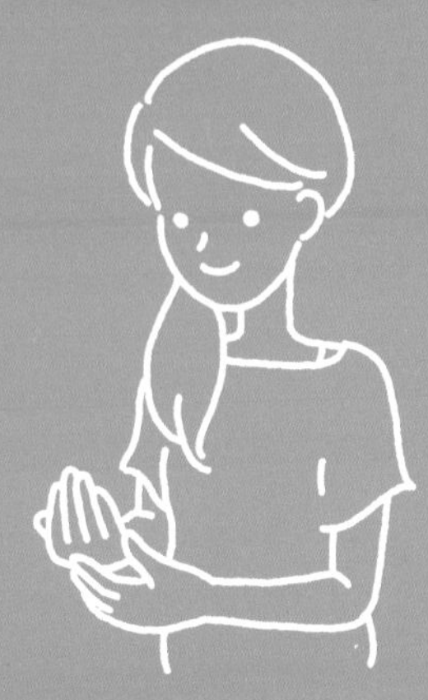

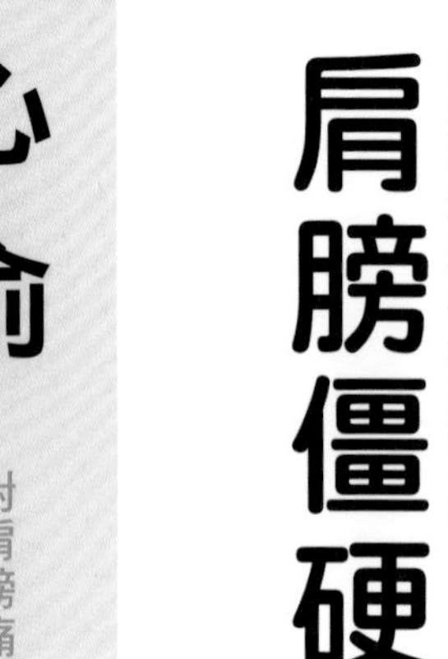

對僵硬疼痛有效的穴位

肩膀僵硬

許多人受慢性肩膀僵硬之苦，有時還會引發頭痛與手部麻痺。

心俞

對肩膀痛與胸悶有效

尋找My穴位

以心俞為中心按壓肩胛骨的內側，尋找硬結或肩膀感覺刺激的位置。

基本位置

在肩胛骨內側，頭往前倒時脖子突起的骨頭向下5根胸椎棘突的外側2指寬處。

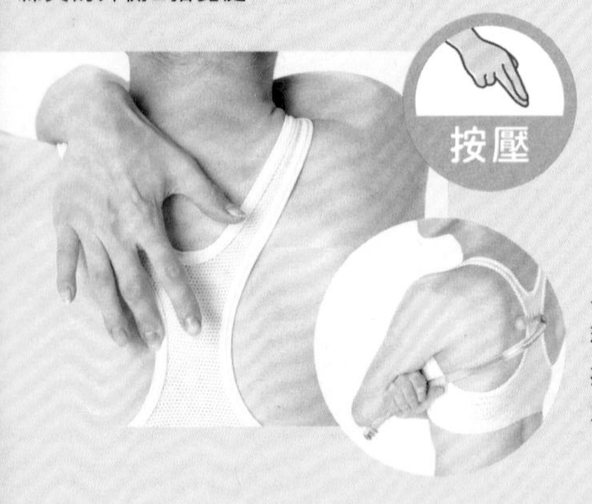

按壓

手繞過脖子以中指稍用力按壓。若手搆不到可使用指壓工具等。

肩膀僵硬是因為脖子延伸至背部的斜方肌疲勞、變硬所致。位於肩胛骨內側的心俞穴有助於鬆開斜方肌。雖然離肩膀僵硬的位置稍遠，按壓看看，立刻會感覺症狀減輕。心俞穴的位置與斜方肌的激痛點（P23）幾乎一致。

位於手陽明大腸經上的曲池穴對肩膀僵硬也有效。請一邊確認肩膀有無舒適痛感，一邊微用力按壓。對於造成肩膀僵硬的眼睛疲勞也有效。

當肩膀十分僵硬時，摩擦肩部促進血液循環，也能提高穴位按壓的效果。

曲池

消除眼睛疲勞

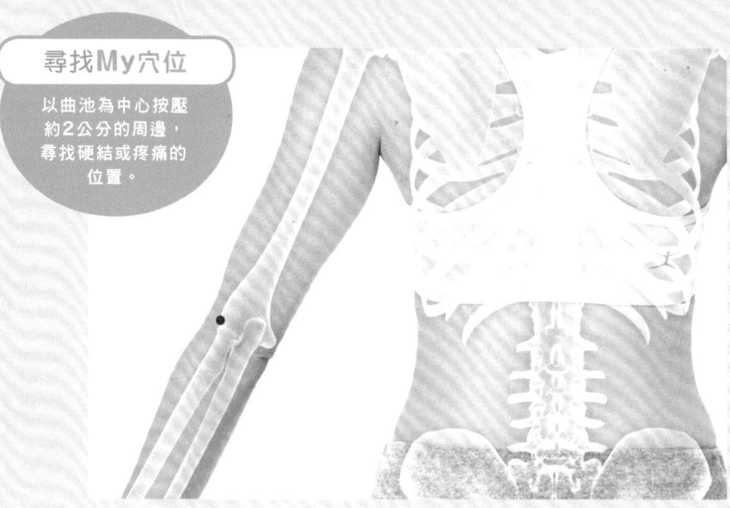

基本位置

手肘彎曲時出現的肘橫紋外側端。

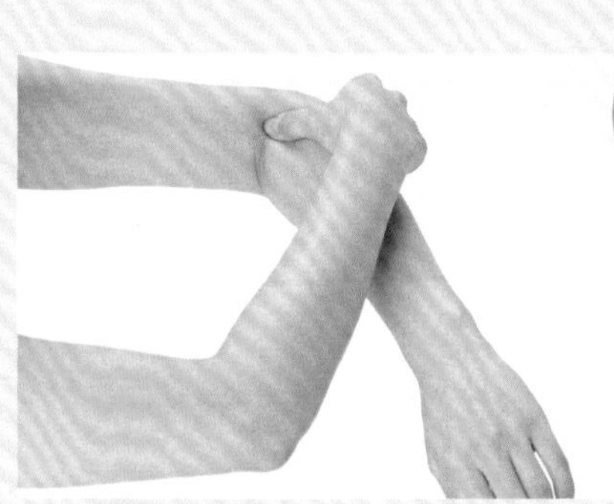

以大拇指的指尖稍用力垂直向下按壓。也可用揉開硬結的感覺按壓。

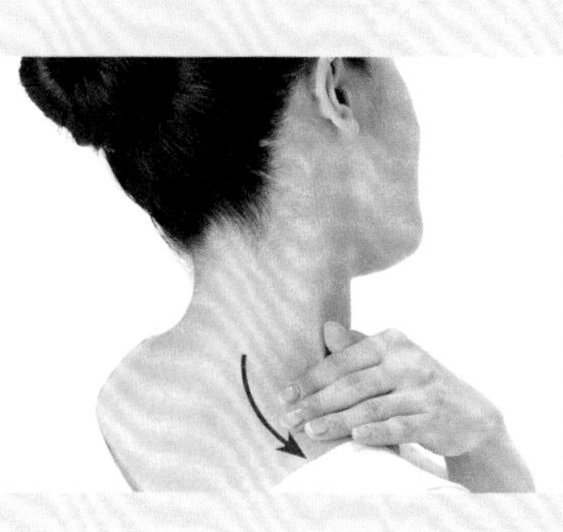

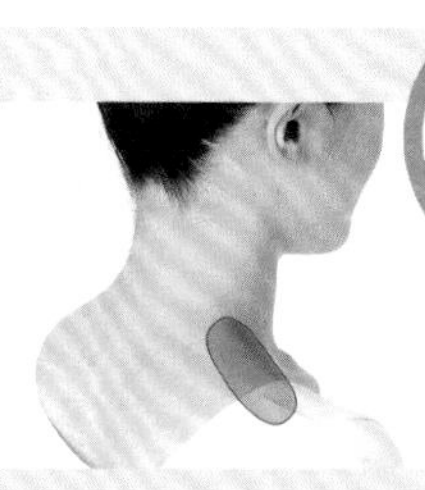

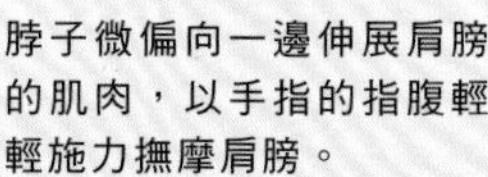

脖子微偏向一邊伸展肩膀的肌肉，以手指的指腹輕輕施力撫摩肩膀。

頸部疼痛

對僵硬疼痛有效的穴位

頸部疼痛的主因在於生活習慣造成的負擔持續累積。改善血液循環不良及眼睛疲勞是最重要的。

後溪

有效緩解落枕

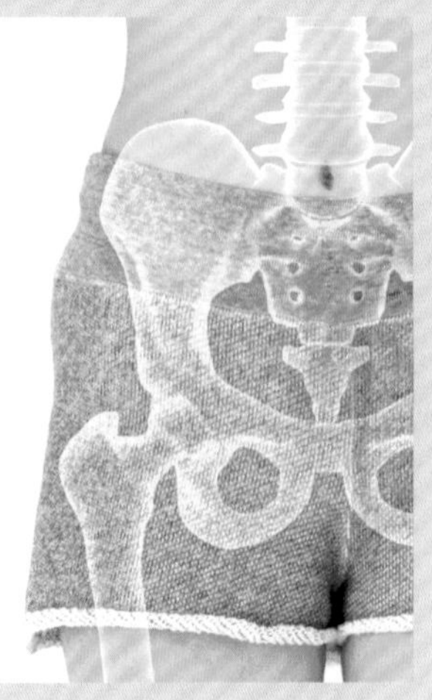

尋找My穴位

沿著小拇指的的骨頭按壓手的側面，尋找手臂感覺疼痛的位置。

基本位置

手握拳時出現於小拇指側橫紋的外端，按下去會碰到小拇指的骨頭根部。

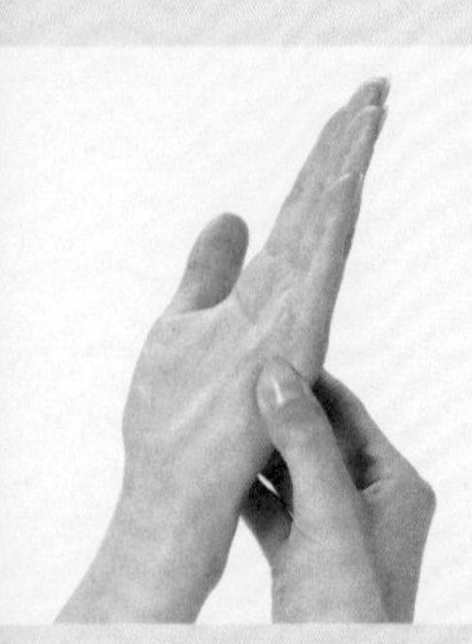

以大拇指的指尖朝斜上方按壓。邊按邊前後左右轉動脖子確認症狀。

姿勢不良與眼睛疲勞導致頸後的肌肉緊繃，長期下來引起僵硬與疼痛。透過運動、讓眼睛休息，以及日常的穴位按壓，充分舒緩頸部的肌肉。

耳朵分布來自頸部的神經，有許多對頸部問題有效的穴位。其中，位於耳垂的眼點穴，在消除眼睛疲勞引起的頸部疼痛與僵硬上有不錯的效果。

如果是落枕造成的頸部痛，可能出現發炎症狀。這時要避開患部附近，按壓離得較遠的後溪穴，此穴對頭部與頸部痛有即效性，對肩膀僵硬也有效。

對僵硬疼痛有效的穴位

頸部疼痛

眼點

改善眼睛疲勞造成的頸部僵硬。

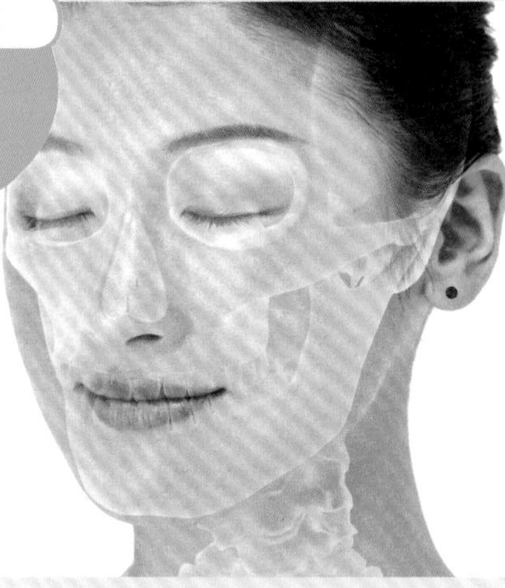

尋找My穴位

以眼點為中心抓住整個耳垂，尋找有舒適痛感的位置。

基本位置

耳朵前側的耳垂中央。

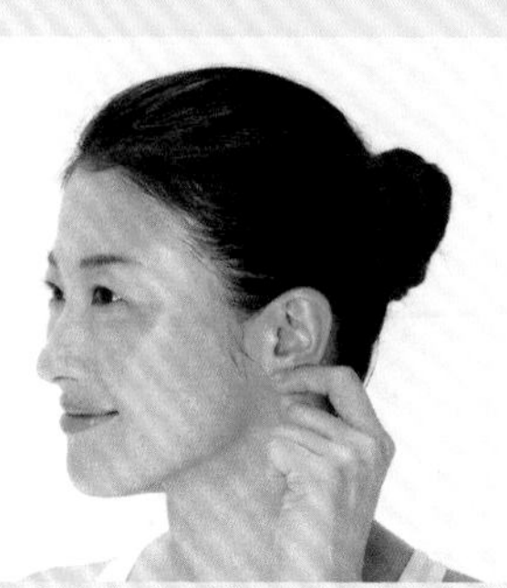

食指與大拇指夾住耳垂，以舒適痛感的力道按壓。

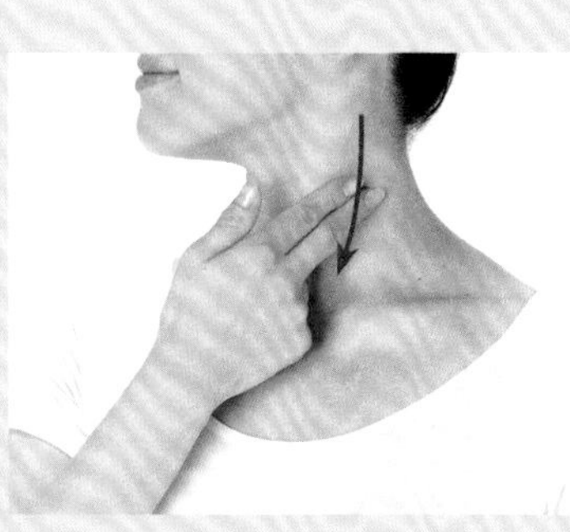

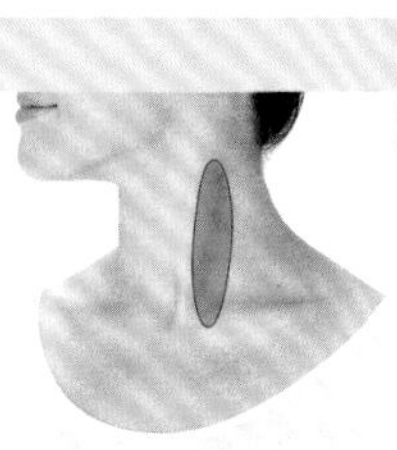

臉偏向一邊伸展脖子的肌肉，以食指與中指的指腹輕柔摩擦喉嚨兩旁的大肌肉後方。

腰痛

對僵硬疼痛有效的穴位

從急性腰痛、慢性腰痛，到與內臟有關的疼痛，腰痛的種類各式各樣。

腰腿點

治療急性腰痛

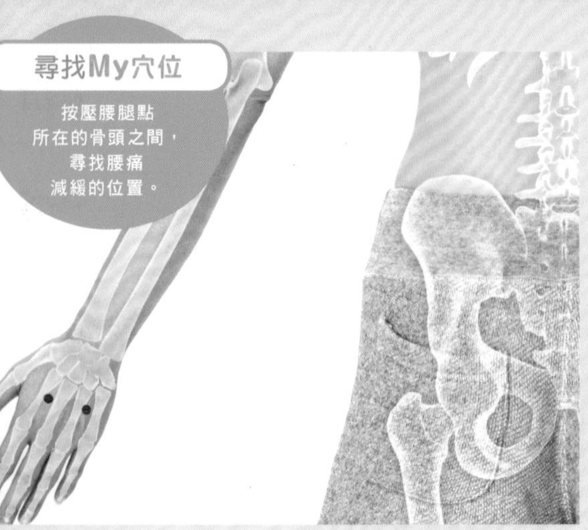

基本位置

手指抵住另一隻手的食指與中指之間，以及無名指與小指之間的凹陷，往手腕方向頂，當手指被擋住處。

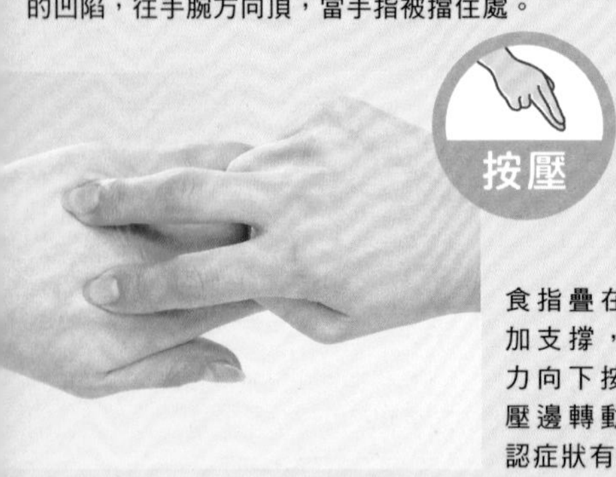

食指疊在中指上增加支撐，垂直稍用力向下按壓。邊按壓邊轉動腰部，確認症狀有無緩和。

在腰痛的穴位治療上，疼痛劇烈時常會避開敏感的患部，改成刺激遠端穴位。對於直接刺激患部也無效的腰痛，大多可藉此方法獲得改善。

所以腰痛的自我保健，也建議先按壓遠離患部的穴位，觀察身體的反應。

位於手背的腰腿點，對急性腰痛有即效性，拉扯感的腰痛要按壓腳掌上的中封。中封穴能抑制疼痛敏感，對激烈疼痛與慢性疼痛兩者都有效，好好記住這個腰痛的萬能穴位。

中封

對有拉扯感的腰痛有效

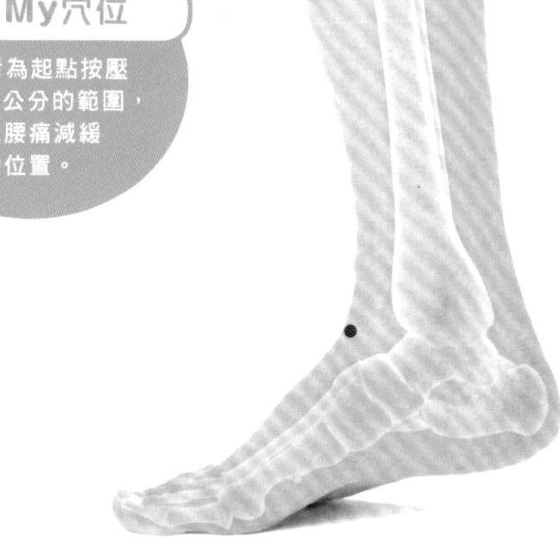

尋找My穴位

以中封為起點按壓上下約1公分的範圍，尋找腰痛減緩的位置。

基本位置

腳踝內側與腳背肌腱間的凹陷處。腳尖踮起時凹陷會更明顯。

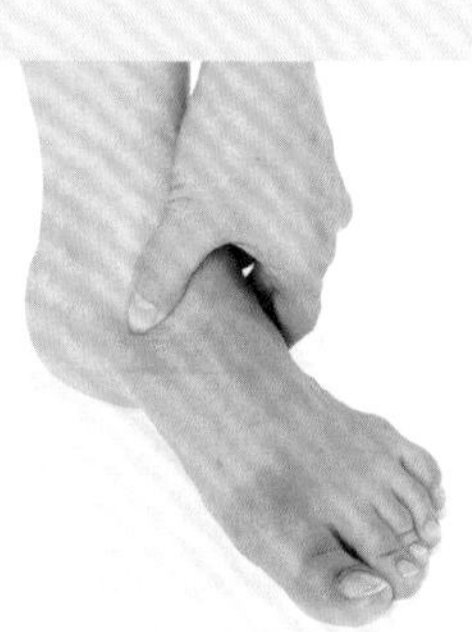

採坐姿，手握住腳背，以大拇指的指腹朝身體內側以舒適痛感的力道按壓。

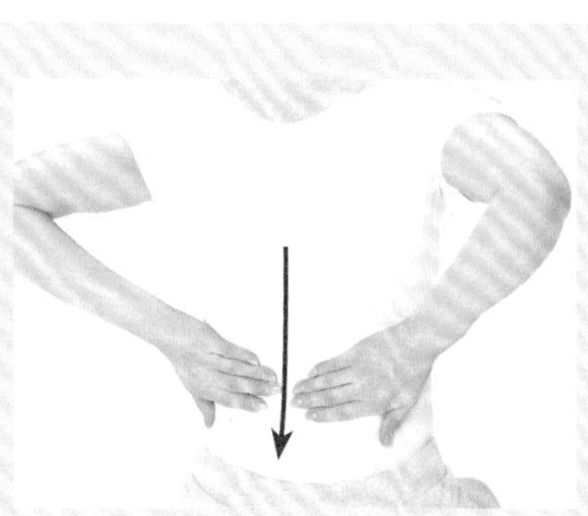

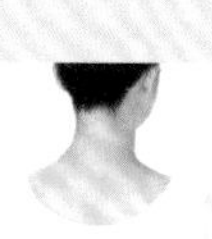

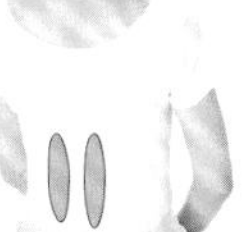

背部挺直，以雙手的手掌輕柔摩擦脊椎的兩旁，可抑制疼痛。位置約在腰窩的高度。

對僵硬疼痛有效的穴位 膝蓋痛

每次上下樓梯都覺得膝蓋抽痛，養成按壓穴位的習慣來緩解症狀。

委中

促進膝蓋的血液循環

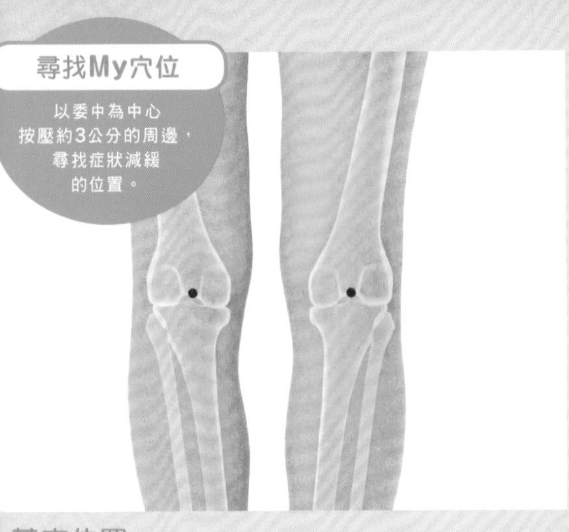

尋找My穴位

以委中為中心按壓約3公分的周邊，尋找症狀減緩的位置。

基本位置

屈膝時膝蓋背面形成的橫紋中間。

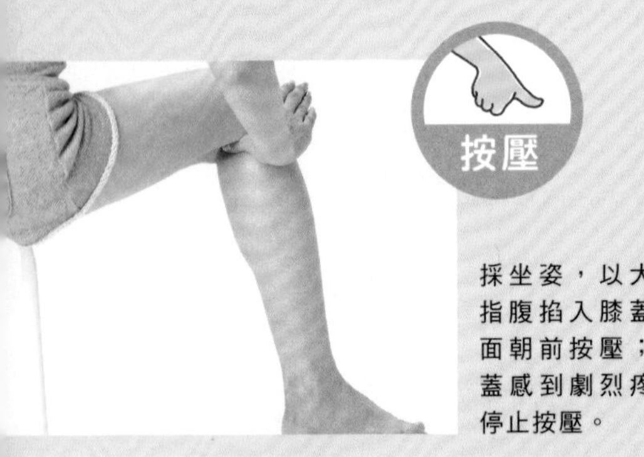

按壓

採坐姿，以大拇指指腹掐入膝蓋的背面朝前按壓；若膝蓋感到劇烈疼痛請停止按壓。

按壓位於膝蓋內側的委中穴，可以促進膝蓋的血液循環，緩和膝蓋疼痛。足太陽膀胱經從頭到腳貫穿身體背面，這條經脈上的委中穴，在消除腰痛與背痛的效果上值得期待。

膝蓋內側痛到無法屈膝或是步行困難，要按壓足太陰脾經上的公孫穴。當膝蓋腫起、發熱時，請避免直接刺激膝蓋，而是刺激公孫穴這樣的遠端穴位，並摩擦大腿。

此外，足三里穴（P41）與血海穴（P49）對治療膝蓋痛也有效，請一併試試。

公孫

改善膝蓋內側疼痛

尋找My穴位

以公孫為中心按壓前後約2公分的腳掌內側，尋找膝蓋疼痛緩和的位置。

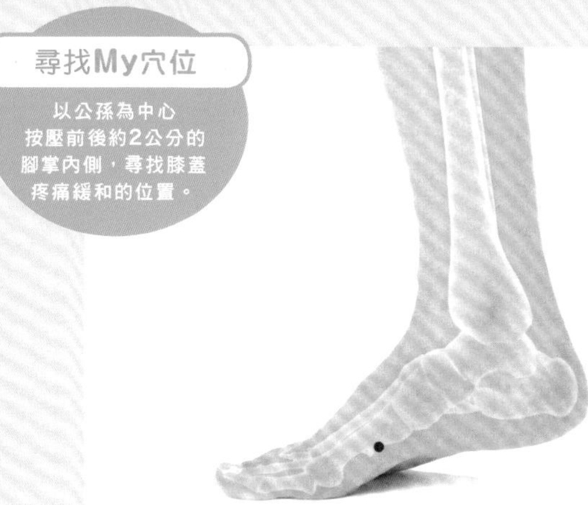

基本位置

手指沿著大腳趾內緣朝腳踝滑去，當手指被擋住處。

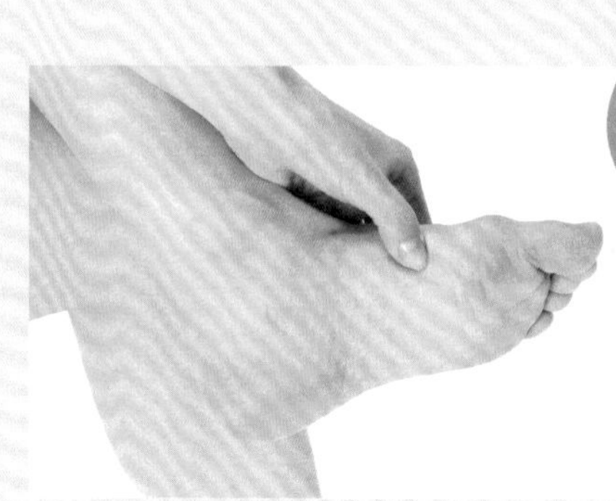

按壓

採坐姿，一腳放在另一腳的膝蓋上固定。以大拇指的指尖以舒適痛感的力道按壓。

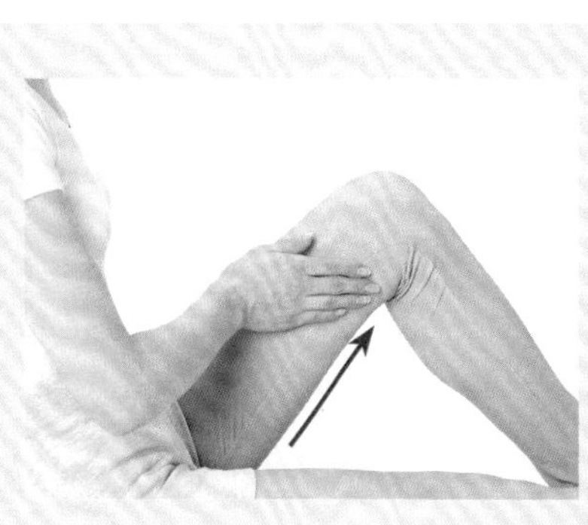

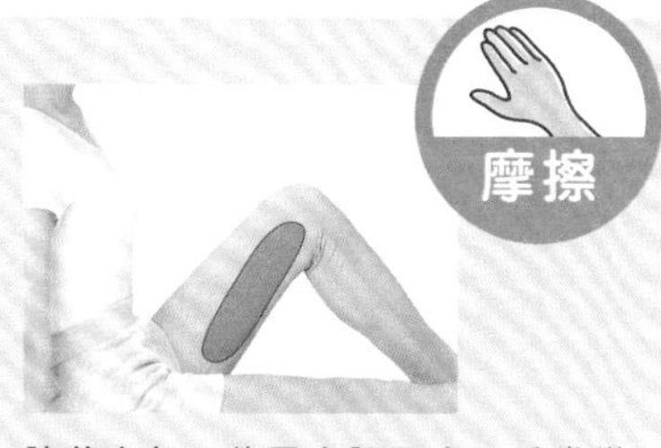

摩擦

膝蓋立起，伸展大腿肌肉。手掌微微用力在大腿內側至膝蓋骨的下方摩擦。

緊張型頭痛

對僵硬疼痛有效的穴位

最常見的頭痛是緊張型頭痛。
肩頸會嚴重僵硬引發疼痛。

風池

促進頭部血液循環

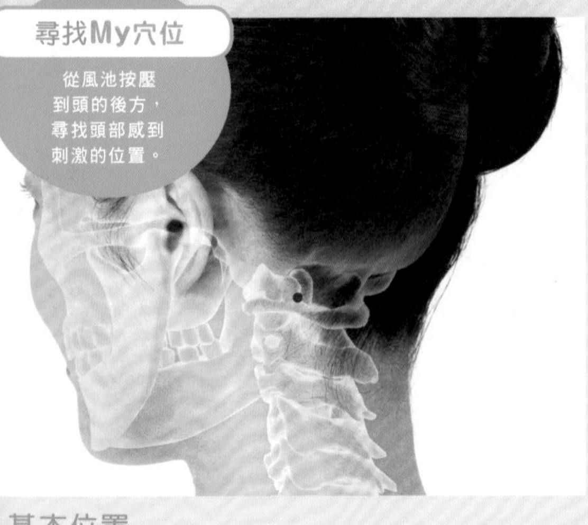

尋找My穴位

從風池按壓到頭的後方，尋找頭部感到刺激的位置。

基本位置

耳後突起骨頭與頸後肌腱之間的凹陷處。

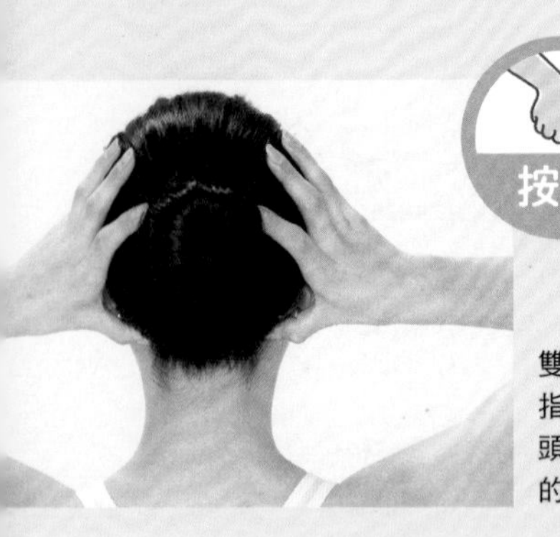

按壓

雙手抱頭，大拇指的指腹置於穴位上，朝頭部中心以舒適痛感的力道按壓。

頭部絞痛、頭重、後頭部疼痛等症狀，稱為緊張型頭痛。主要原因在於生活習慣與壓力導致頸部與頭部的血流變差。

此症狀要按壓足少陽膽經的風池穴與太陽膀胱經的天柱穴。兩者均位於通過頭部與頸部的經絡上，有緩解上半身肌肉僵硬、促進血液循環的作用。頭痛發作時，按壓這兩個穴位多半會覺得痛，以此為準找穴。

要預防緊張型頭痛，必須消除肩膀僵硬。感到疲倦時，請勤於摩擦肩膀，增進血液循環。

天柱

對後頭部與頸部疼痛有效

尋找My穴位

自天柱朝斜上方按壓至後頭部骨頭最高點，尋找頭部感到刺激位置。

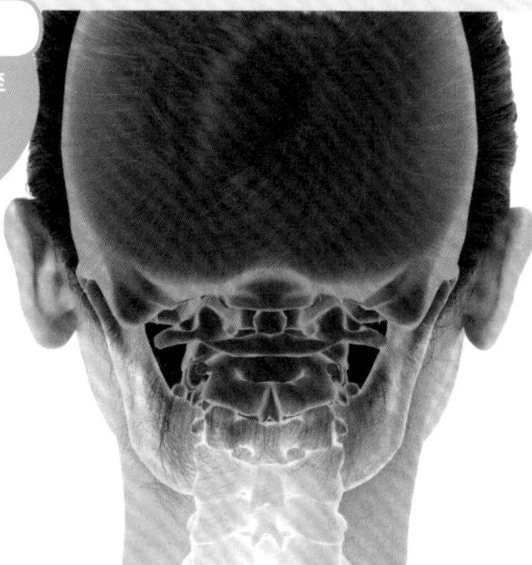

基本位置

後頭部突起骨頭的正下方凹陷處。頸部連接頭部的兩條粗大肌肉的外側。

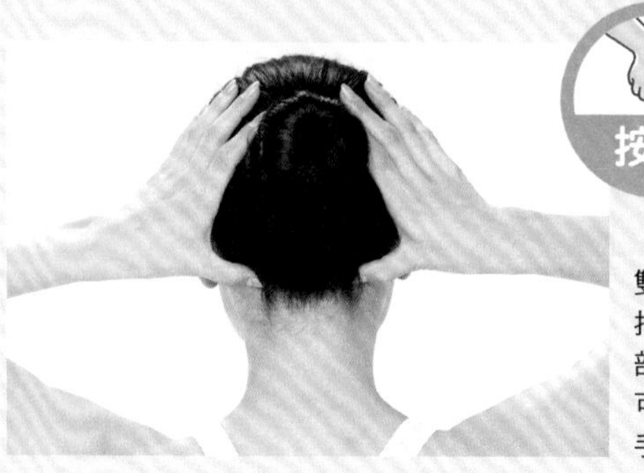

雙手抱頭，大拇指的指腹置於穴位上朝頭部中心用力按壓。也可將頭稍微仰起，以手支撐住頭的重量。

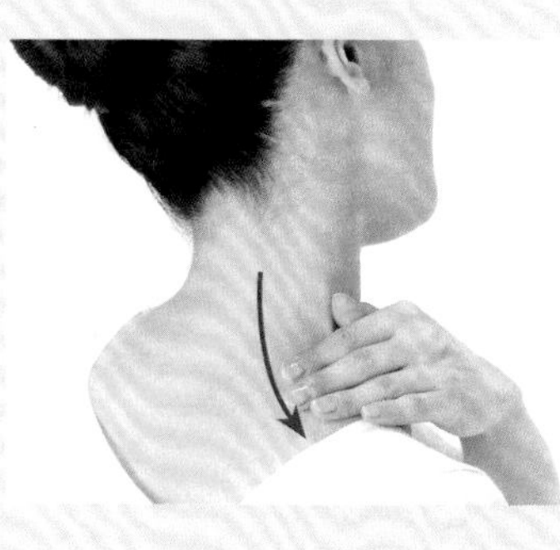

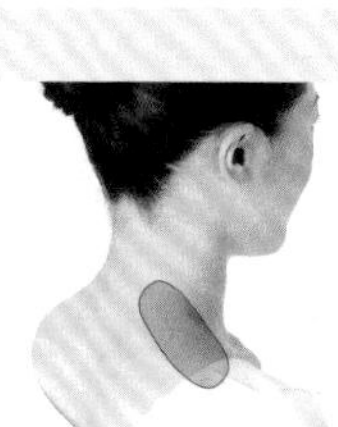

脖子稍偏向一邊，伸展肩膀肌肉，以指腹輕輕施力滑摩。

偏頭痛

對僵硬疼痛有效的穴位

如脈搏跳動般抽痛的偏頭痛，是血管擴張刺激神經所致。

偏頭痛是遺傳、壓力、荷爾蒙失調等因素錯綜牽扯而誘發的症狀。血管擴張刺激神經是疼痛的原因，當症狀出現後，促進血液循環有時會更加惡化，而且過度刺激頸部也會誘發疼痛，必須格外小心。

大敦穴有鎮痛、紓解壓力等效果。當頭痛到連摸一下都不行的程度，按壓大敦會感到輕鬆。另外，百會穴有穩定上升之氣的作用與鎮痛效果，讓過度敏感的腦部保持穩定。

經由穴位按壓與摩擦，讓頭部冷卻，好好休息。

百會

有鎮痛效果

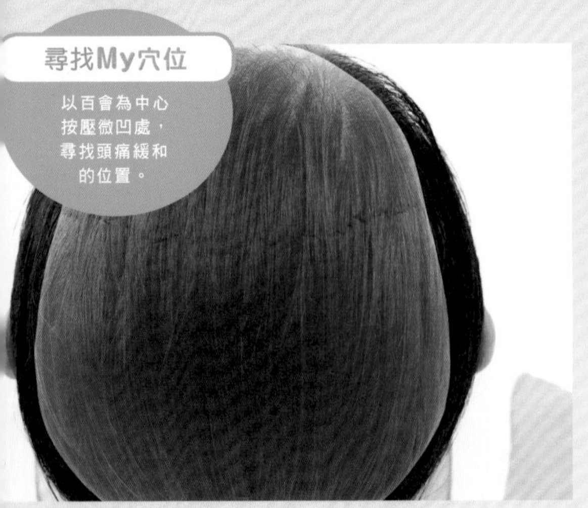

尋找My穴位

以百會為中心按壓微凹處，尋找頭痛緩和的位置。

基本位置

兩耳向上於頭頂相接的連線與鼻子向上延伸的直線交會處。

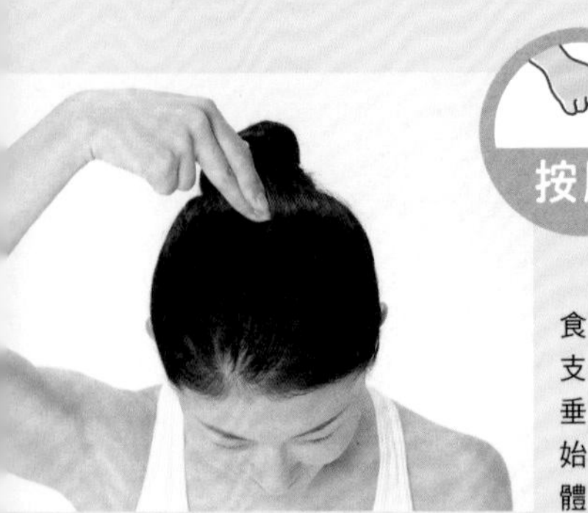

按壓

食指疊在中指上增加支撐，用中指的指腹垂直向下按壓。一開始不要太用力，視身體狀況調節力道。

大敦

舒緩壓力

尋找My穴位

沿著指甲邊緣按壓，尋找頭痛緩和的位置。

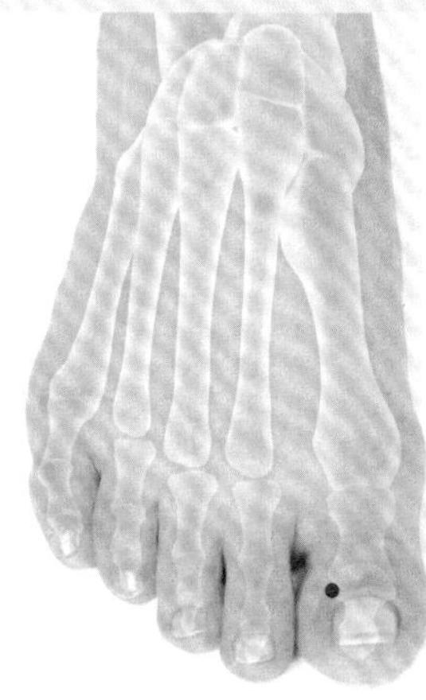

基本位置

大腳趾的甲根邊緣，靠第二趾側。

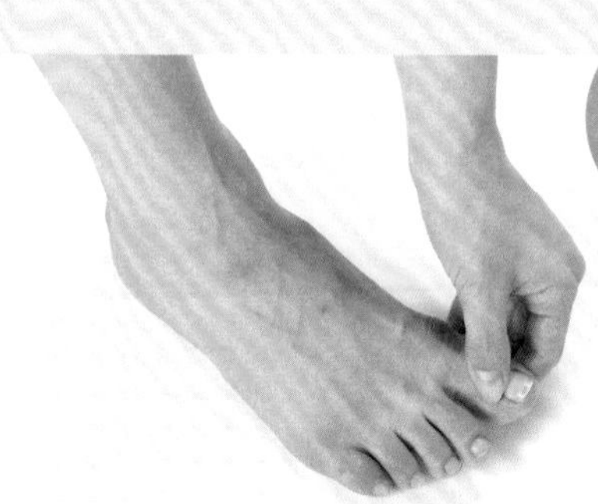

採坐姿，抓住大腳趾，以大拇指的指尖垂直稍用力向下按壓。也可使用穴位按摩棒等。

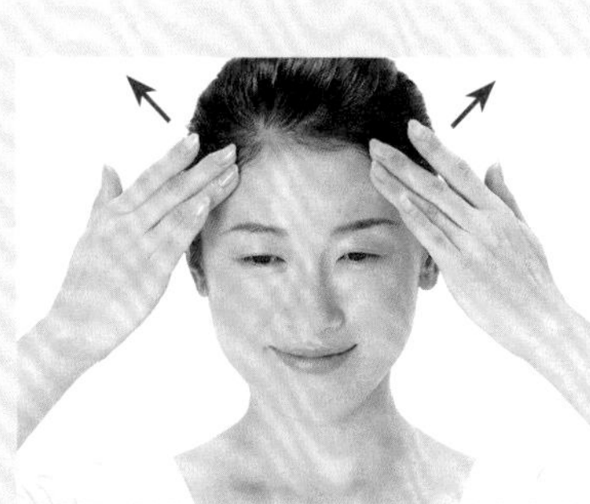

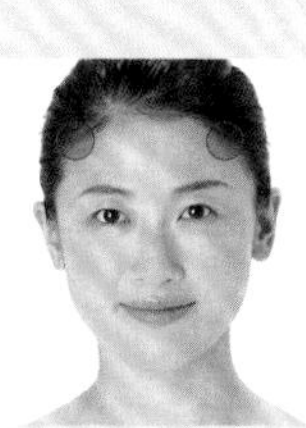

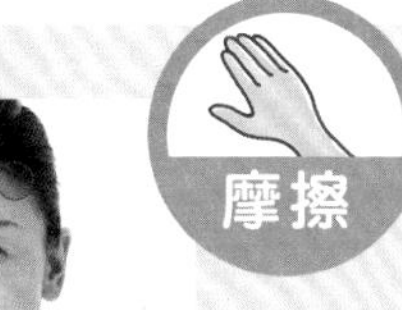

將手置於眼睛上方，手指向上，指腹碰觸到髮際的位置，斜斜向上輕摩。

坐骨神經痛

對僵硬疼痛有效的穴位

坐骨神經受壓迫導致腳痛或麻痺。萬一惡化，會變得連走路都困難。

束骨

改善下半身疼痛

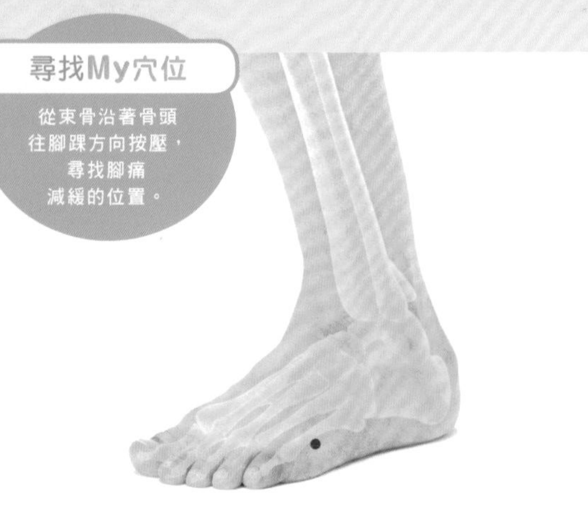

尋找My穴位

從束骨沿著骨頭往腳踝方向按壓，尋找腳痛減緩的位置。

基本位置

手指沿著小腳趾根部外側，朝腳跟滑去，當手指被擋住處。

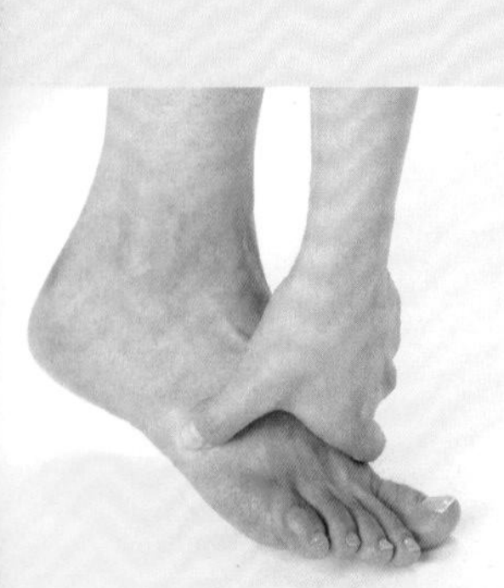

採坐姿，握住腳掌固定，以大拇指的指腹由小腳趾往大腳趾稍用力按壓。

足太陽膀胱經的穴位，自古就對從腰到腳疼痛發麻的坐骨神經痛有效。最大理由是坐骨神經的通道幾乎與膀胱經的位置相同。

位於膀胱經的束骨穴與崑崙穴，可有效解除坐骨神經痛。兩個穴位都按一按，看看哪一個對改善症狀更有效，再重點刺激該穴位。

在接近坐骨神經中心的大腿背側，有一個促進腳部氣循環的殷門。摩擦這個部位，可緩和腳麻與疼痛。

崑崙

對腰痛與腳痛有效

尋找My穴位

按壓外踝的後方，尋找腳部感到刺激的位置。

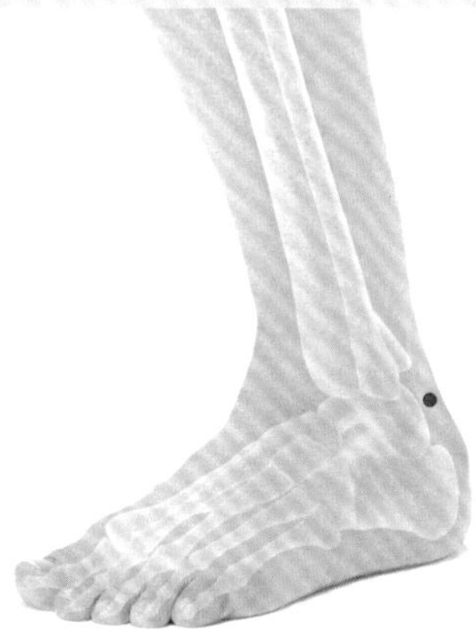

基本位置

外踝與阿肌里斯腱之間的凹陷處。

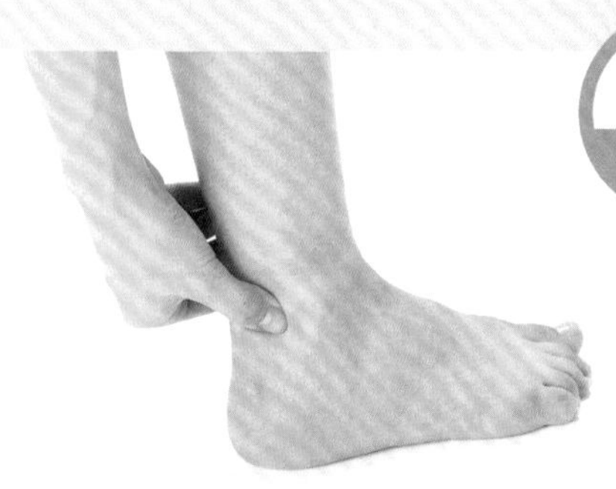

採坐姿，抓住腳踝，以大拇指的指腹稍用力按壓。

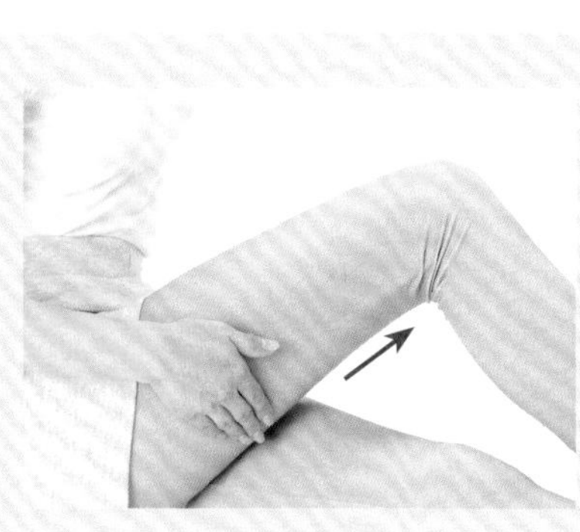

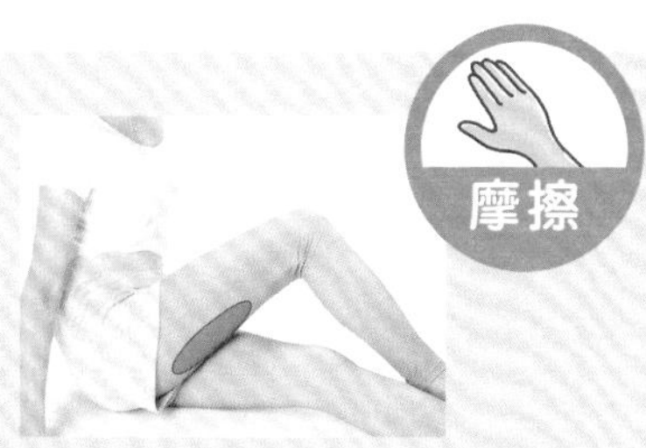

摩擦

坐在地板，單腳立起再向內倒，將背側的肌肉繃緊，以手掌輕輕施力摩擦。

眼睛疲勞 眼睛痛

對僵硬疼痛有效的穴位

眼睛問題也會造成頭痛與肩膀僵硬。若是一到傍晚眼睛就開始模糊，就要多加注意。

攢竹

活絡眼睛的血流

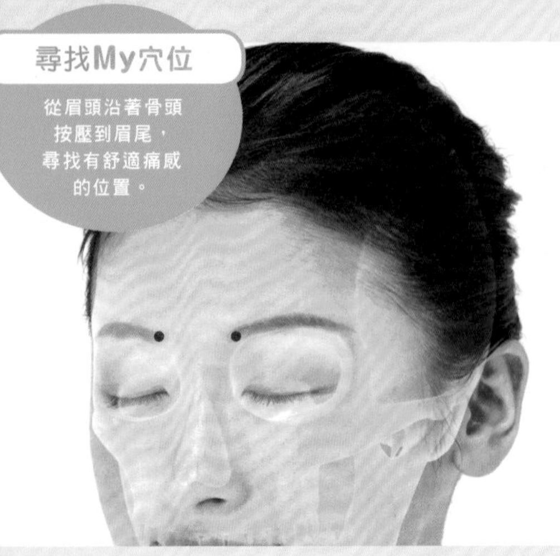

尋找My穴位

從眉頭沿著骨頭按壓到眉尾，尋找有舒適痛感的位置。

基本位置

眉頭內側的凹陷處。

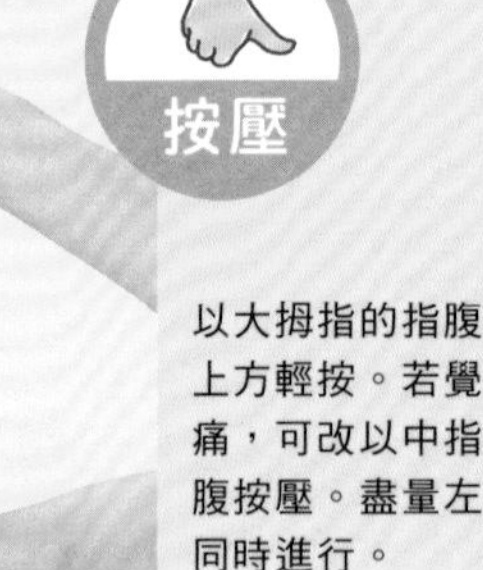

按壓

以大拇指的指腹朝斜上方輕按。若覺得很痛，可改以中指的指腹按壓。盡量左右眼同時進行。

一到傍晚眼睛就開始模糊，或長時間使用電腦引起眼內疼痛的人，應該不少。重要的是刺激眼部四周的穴位，活絡血行。

攢竹穴位於神經與血管通過的眉頭，刺激這裡可提升周邊血流，消除眼睛疲勞，形成眉間紋的肌肉也獲得舒緩，放鬆效果值得一試。想讓眼睛舒爽，按壓目窗穴會有效。正如穴名所示，一按壓，就像打開窗戶般，視線變得清晰明亮，效果立竿見影。

按壓這兩個穴位會很痛，請將力道調整到舒適痛感的程度。

目窗

對眼睛疲勞與眩暈有效

尋找My穴位

以目窗為中心按壓微凹處，尋找舒適痛感或眼睛感到舒服的位置。

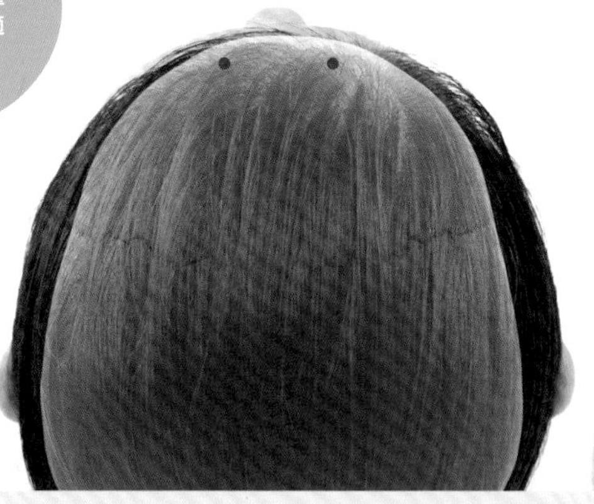

基本位置

手指由瞳孔位置向上移動至前髮際，按壓前髮際向上2指寬處。

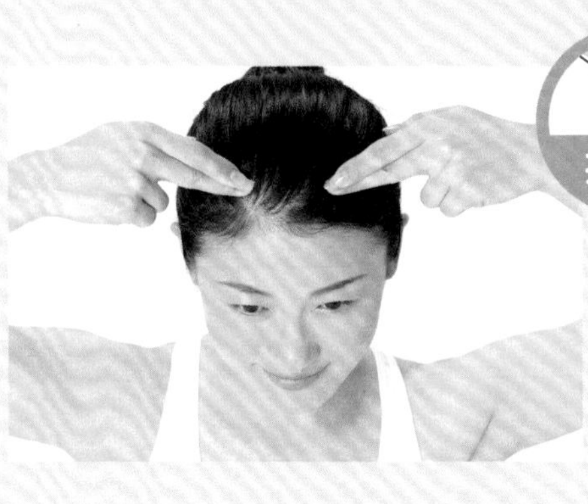

按壓

食指疊在中指上增加支撐，以中指的指尖以舒適痛感的力道按壓。盡量左右眼同時進行。

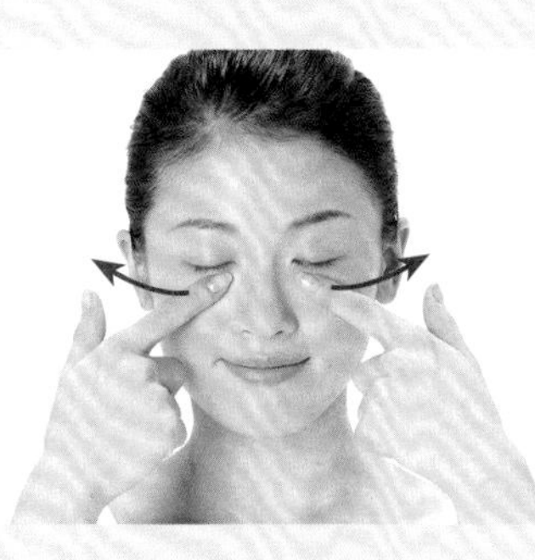

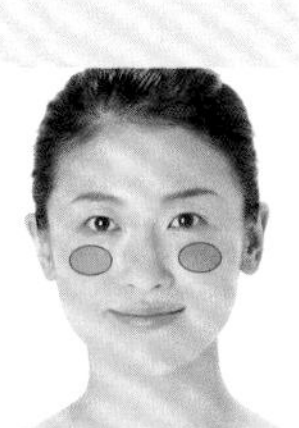

摩擦

以食指的指腹沿著眼睛下方的骨頭輕柔摩擦，促進血流。

胃痛

對僵硬疼痛有效的穴位

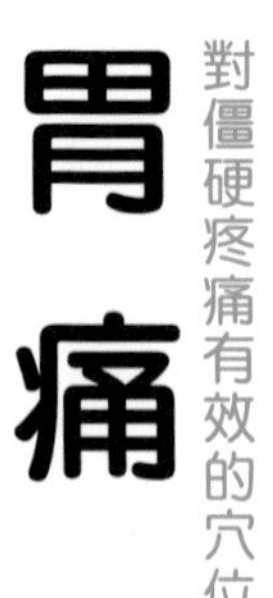

受寒、壓力、暴飲暴食等原因引起的胃痛，可藉由調節胃功能與自律神經來加以改善。

梁丘

緩解胃痙攣

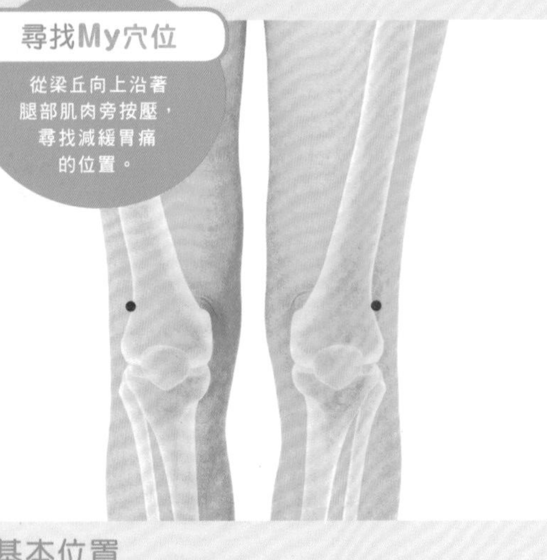

尋找My穴位

從梁丘向上沿著腿部肌肉旁按壓，尋找減緩胃痛的位置。

基本位置

膝蓋骨外側端向上3指寬處。

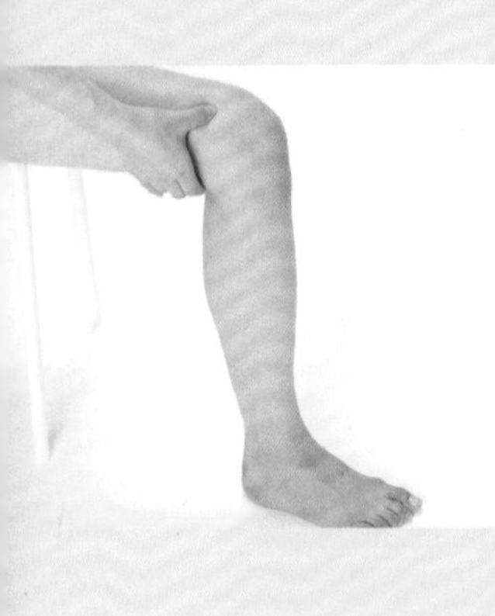

採坐姿，手握膝蓋，以大拇指的指腹以舒適痛感的力道按壓。

胃痛時，就來按壓有抑制急症作用的特效穴位。

足陽明胃經上的梁丘穴，除了能夠抑制胃痙攣等消化器官的急性疼痛外，也能透過胃經運作來改善胃功能。另一個對包含胃在內整個腹部疼痛有效的是曲澤穴，位於手厥陰心包經上，可提高心臟功能、安定心神，緩和因壓力引起的胃絞痛。

胃部劇烈疼痛，按壓穴位也覺得十分難受時，可以輕摩腹部，調節自律神經，緩解疼痛。

曲澤

有效改善壓力性胃痛

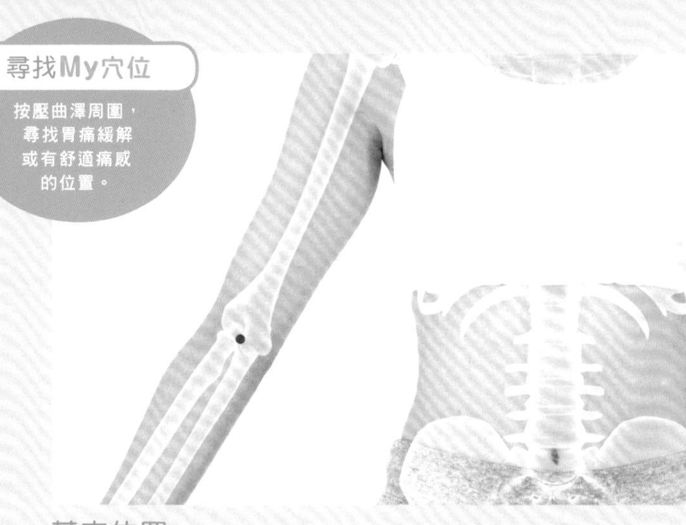

基本位置

手肘微彎時肘橫紋中間浮現的二頭肌腱內側（即小拇指側）。

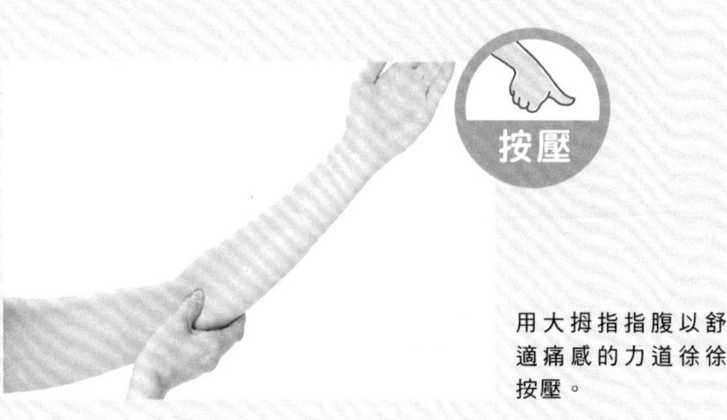

用大拇指指腹以舒適痛感的力道徐徐按壓。

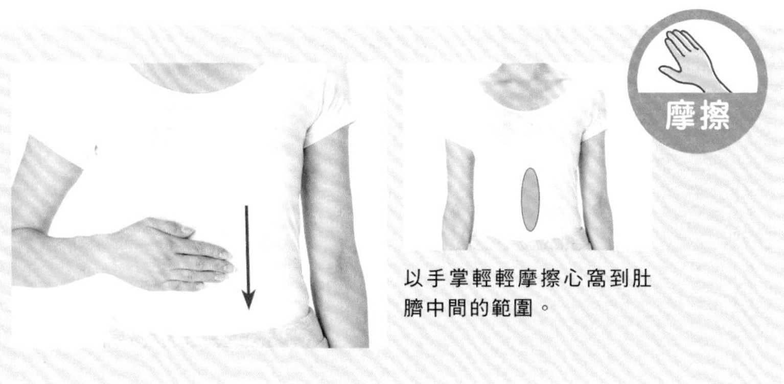

以手掌輕輕摩擦心窩到肚臍中間的範圍。

腹痛・便祕

對僵硬疼痛有效的穴位

改變生活習慣並按壓穴位，以改善頑固的便祕與長期的腸道不適。

不是因為特定疾病，卻經常肚子痛、便祕的人，是胃腸的氣、血、水運行不良引起，就以按壓促進循環的穴位加以因應。

下半身冰冷，便祕嚴重時按壓承山穴。此穴可促進腰部周圍的循環，不只便祕，也能緩解腹痛與腰痛。至於緊張所導致的腹痛與便祕，可按壓手少陰心經上的神門穴，有紓壓與調節自律神經的作用。

腹部有一些能帶動氣上下運行、活化新陳代謝的穴位，稍用力摩擦這一區，可促進腸道的蠕動，消除便祕。

承山

消除腹痛、便祕

尋找My穴位

按壓承山附近的小腿肚肌肉，尋找硬結或有舒適痛感的位置。

基本位置

小腿肚下端與阿基里斯腱交會處。踮起腳尖會更容易找到。

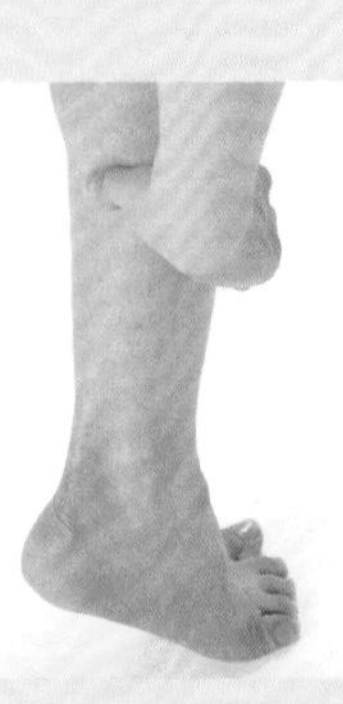

採坐姿，手握小腿，用大拇指的指尖稍用力往前按壓。

神門

（澤田流）

改善緊張引起的便祕

尋找My穴位

按摩神門周圍，
尋找感覺疼痛
的位置。

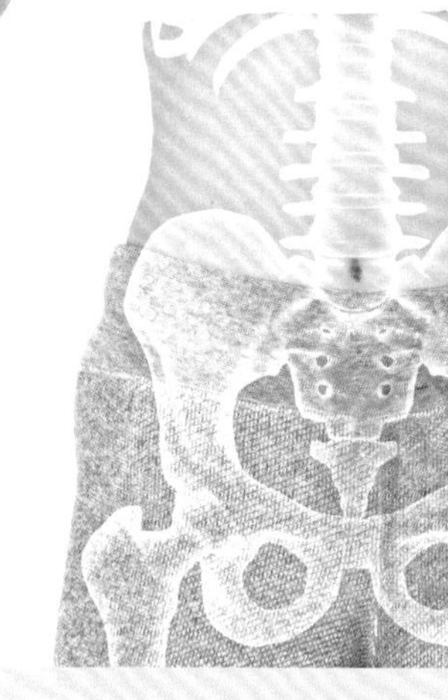

基本位置

位於手掌側的手腕橫紋上，靠小指側的肌腱外側。

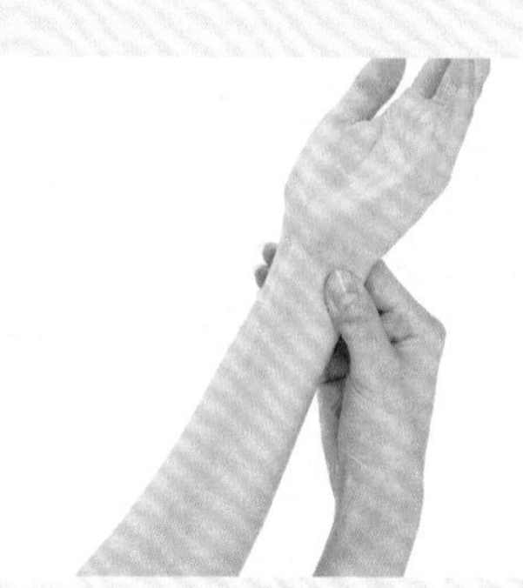

以大拇指的指尖略
朝斜上方輕按。

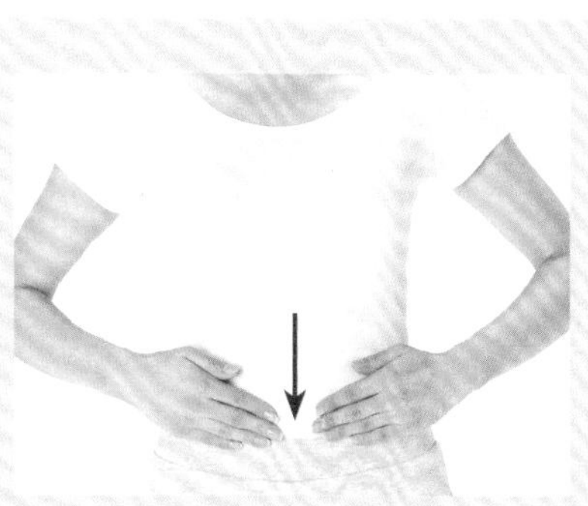

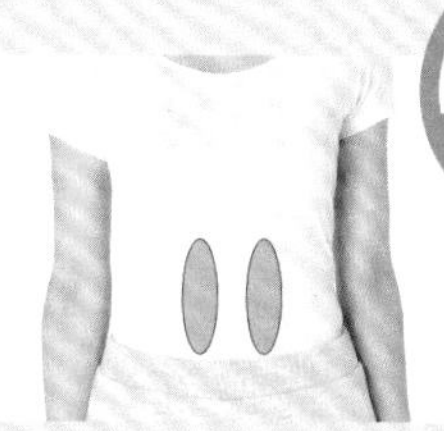

雙手置於肚臍旁側3指寬
的位置，以指腹稍用力摩
擦腹部。

生理痛

對僵硬疼痛有效的穴位

生理痛又包含腹痛與頭痛等各種症狀。特徵是一次常伴隨多個症狀。

要改善生理痛，有必要提高子宮的作用與舒緩壓力。

通過子宮附近的足厥陰肝經，分布許多對婦科疾病有效的穴位。按壓此肝經上的大敦穴，除了能緩解生理痛症狀，對提升肝功能、紓解壓力也有效。另一個蠡溝穴，在緩解腹痛上效果極佳，對於消除生理期的頭痛也有很高的功效。

下腹部的肌肉如果十分緊蹦，容易引起生理痛。可於月經來臨前，摩擦肚臍斜下方，調節自律神經，降低疼痛發作。

蠡溝

消除寒氣與疼痛

尋找My穴位

以蠡溝為起點上下按壓，尋找身體疼痛緩和的位置。

基本位置

距內踝的骨尖點向上4指＋3指寬處，脛骨內側面的中央。

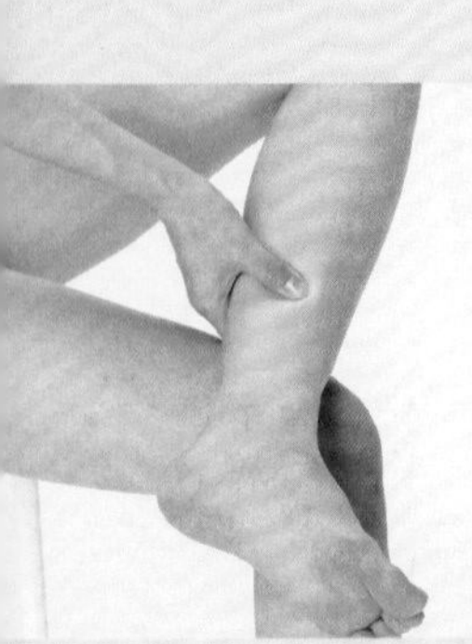

採坐姿，一腳放在另一腳的膝蓋上固定。手握住小腿，以大拇指的指腹往脛骨方向稍用力壓按。

大敦

安定心神

尋找My穴位

沿指甲邊緣按壓，尋找疼痛減緩的位置。

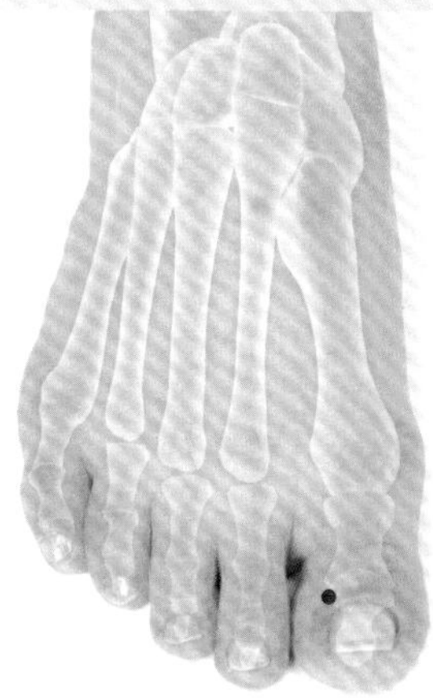

基本位置

大腳趾的甲根邊緣，靠第二趾側。

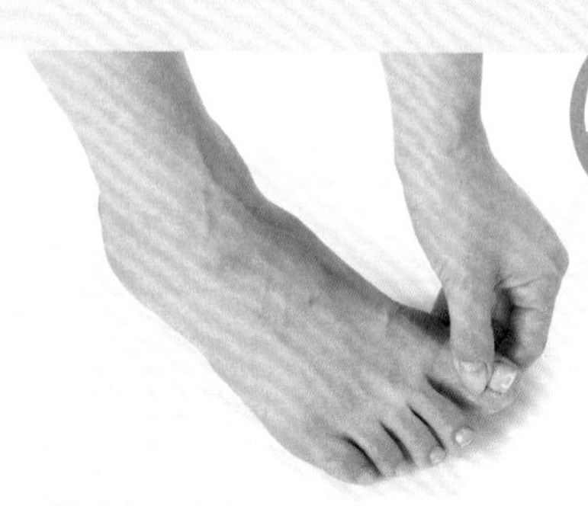

採坐姿，握住大腳趾，以大拇指的指尖垂直稍用力下壓，也可使用穴位按摩棒等。

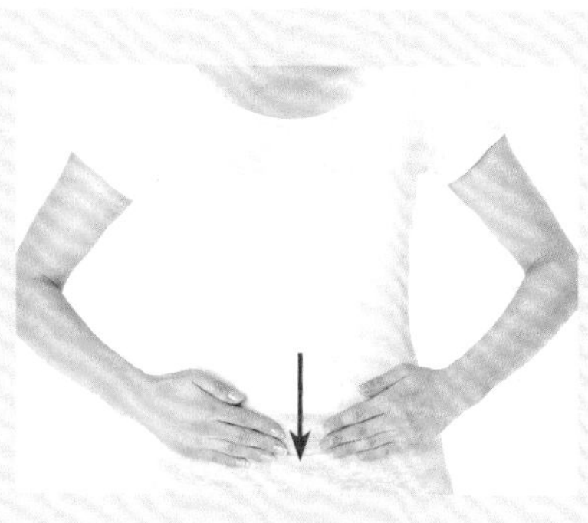

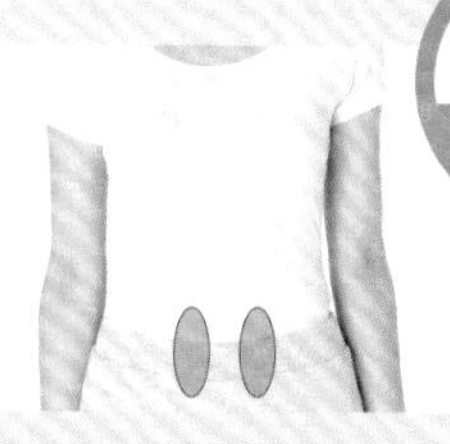

摩擦

以指腹摩擦肚臍旁側3指寬再向下3指寬的範圍。勿用力按壓。

抽筋

對僵硬疼痛有效的穴位

抽筋是小腿肚的肌肉突然劇烈收縮，常發生於睡醒或運動中。

太衝

抑制突然痙攣

尋找My穴位

在太衝所在的骨頭間前後按壓，尋找腳疼減緩的位置。

基本位置

手指沿著大腳趾與第二趾的骨頭凹陷處往腳根滑去，當手指被擋下處。

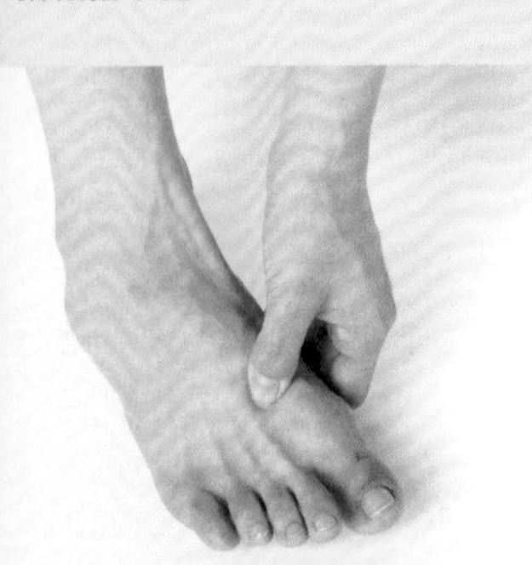

採坐姿抓住腳掌，將大拇指的指尖放入骨頭間，邊按壓邊舒展小腿肚的肌肉。

抽筋是睡覺或運動時小腿肚的肌肉急速收縮，伴隨強烈疼痛。原因包括疲勞、水分過度不足、電解質異常、血液循環不良等。

太衝穴可有效抑制肌肉突然痙攣，因位於足厥陰肝經上，還能減輕肌肉疼痛。另一個抽筋的特效穴位是腳踝穴，為數千年前中國針灸醫學書上記載的奇穴（不在主要經脈上的穴位），有立即見效之功。

經過穴位按壓與按摩緩解急症後，要多休息讓身體放鬆，這點很重要。

腳踝

對抽筋有效

尋找My穴位

按壓腳踝周圍，尋找症狀減緩的位置。

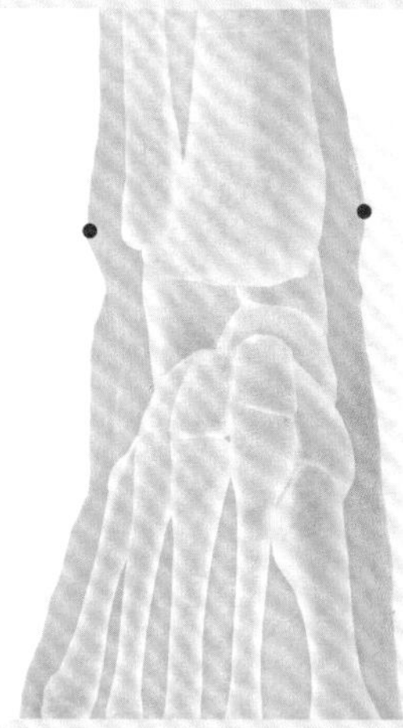

基本位置

內踝與外踝的骨頭尖點。

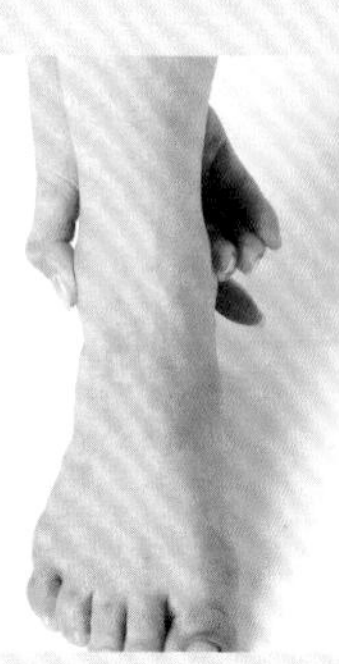

按壓

以大拇指與中指，同時以相同力道按壓內側與外側兩個點。一邊感受症狀改善狀況，一邊調整力道。

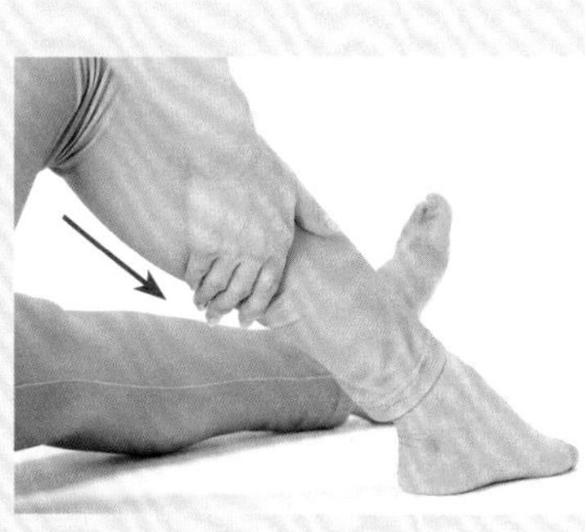

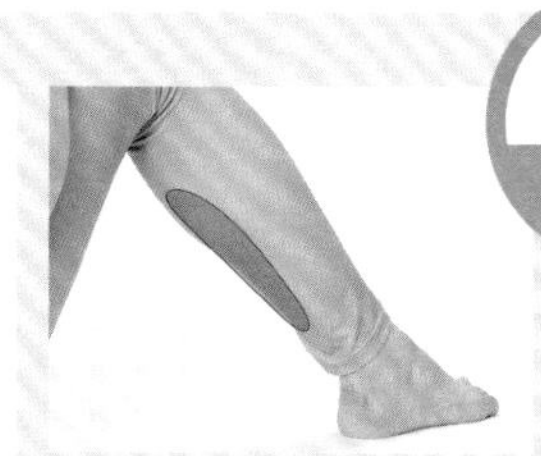

摩擦

坐在地板膝蓋立起。以手掌包覆整個小腿肚輕柔摩擦。不必握得太緊。

對僵硬疼痛有效的穴位

腳部疲勞

促進血液循環，盡速消除水腫或肌肉腫脹造成的腿部疲勞。

足三里

消除疲勞

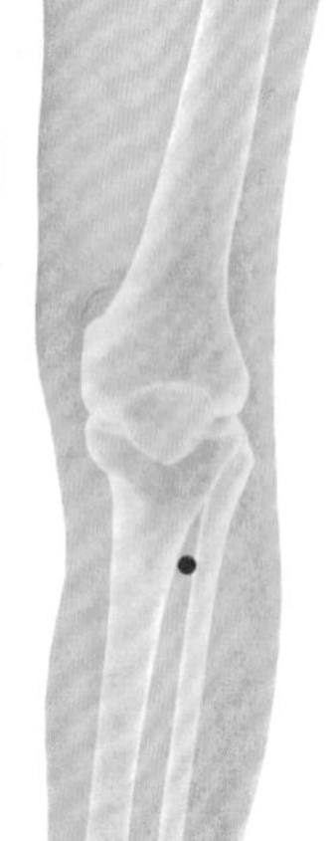

尋找My穴位

以足三里為中心按壓約2公分的周邊，尋找硬結或腳有刺激感的位置。

基本位置

膝蓋彎曲時膝蓋骨的外側會出現凹陷，以此凹陷為起點向下4指寬處。

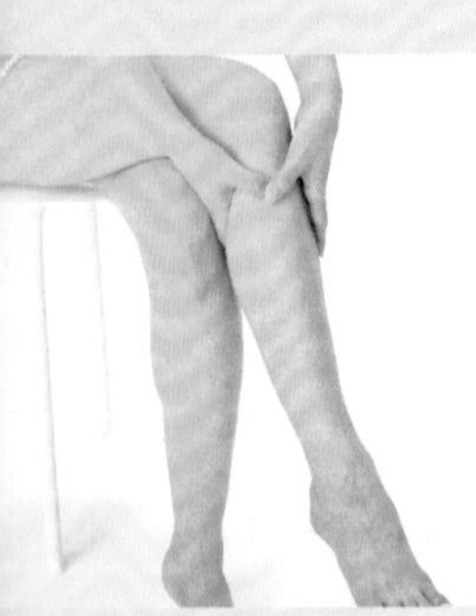

採坐姿，雙手握住膝蓋下方，再以兩根大拇指的指腹按壓。如果太痛可改成單手按。

說到對腳部疲勞有效的穴位，曾在松尾芭蕉《奧之細道》中登場的足三里穴是很有名的。不僅可以促進血液循環，消除腳部疲勞，因位於足陽明胃經上，調整腸胃使身體活化的效果也值得期待。

另一個推薦的是承山穴。靜脈聚集的小腿肚就像幫浦般收縮肌肉將血液運回心臟，按壓承山可以提升這個功能，對消除腳部水腫有幫助。

腳部疲乏沉重，很多時候是臀部肌肉緊蹦造成的。用力將這裡的肌肉推鬆，雙腳也會變得輕盈。

承山

消除腳重無力

尋找My穴位

按壓承山穴附近的小腿肚肌肉，尋找硬結或有舒適痛感的位置。

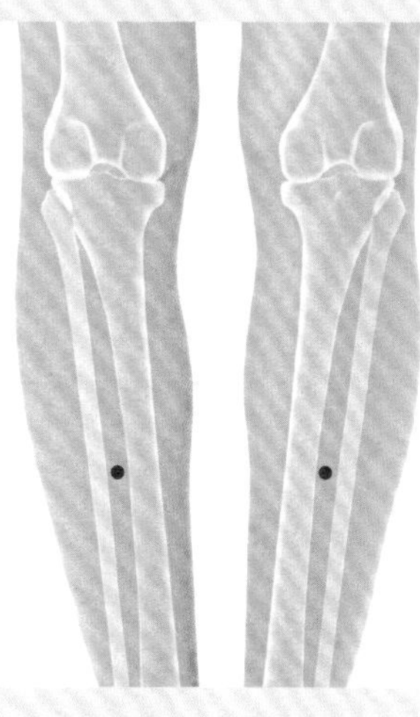

基本位置

小腿肚下端與阿基里斯腱交會處。踮起腳尖會更容易找到。

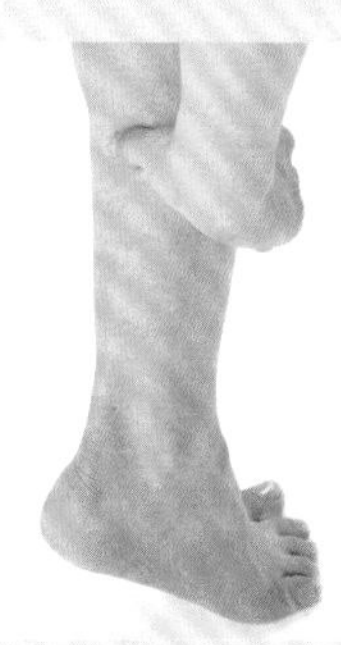

採坐姿，手握住小腿，以大拇指的指尖稍用力向前按壓。

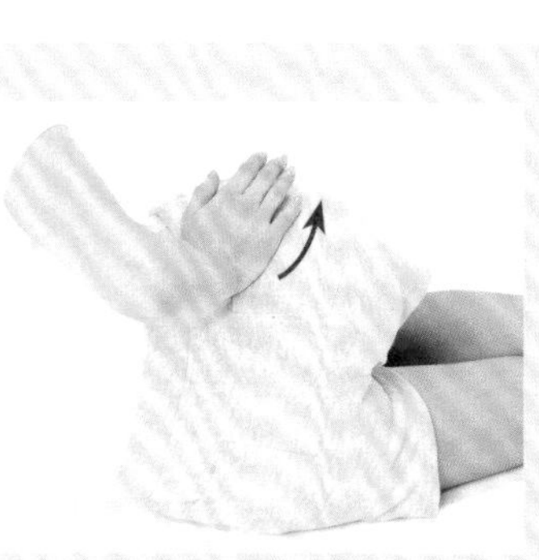

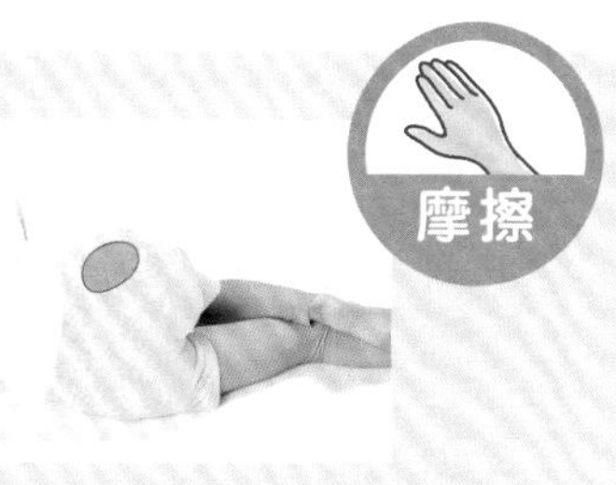

側躺，單手撐起上半身，位在上方的腳彎起伸展臀部肌肉。另一隻手的手掌用力推摩臀部。

對僵硬疼痛有效的穴位

肩膀痛 四十肩

肩關節周圍發炎會導致肩膀疼痛到手無法舉起，即一般熟知的四十肩或五十肩。

條口

讓肩膀好活動

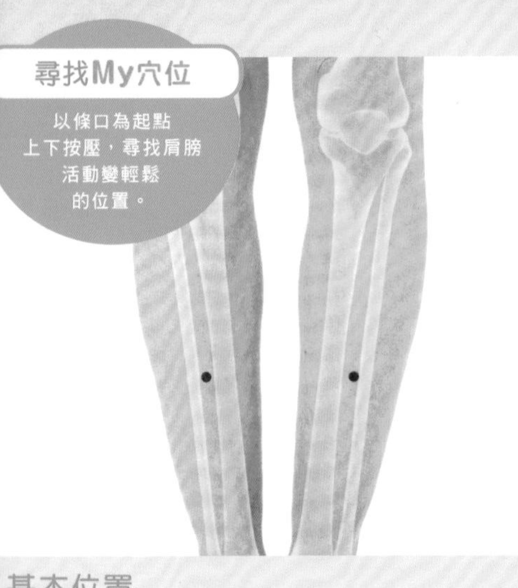

尋找My穴位

以條口為起點上下按壓，尋找肩膀活動變輕鬆的位置。

基本位置

膝蓋彎曲時出現的外側凹陷（外膝眼）向下兩個4指寬＋3指寬處。

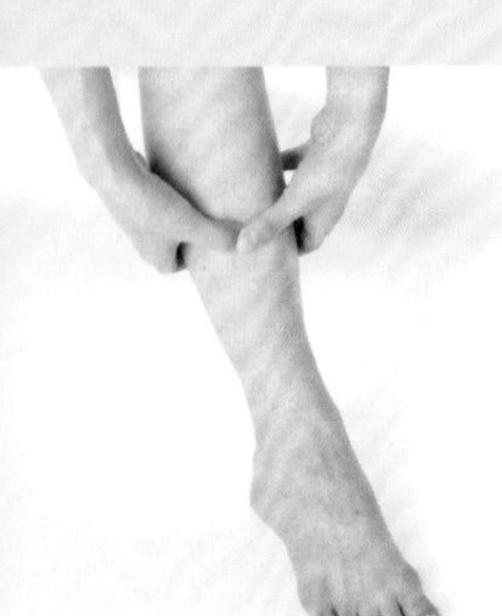

採坐姿，雙手握住小腿肚，兩根大拇指重疊後按壓。如果太痛可改成單手按。

肩膀因不明原因疼痛到手無法舉高，是好發於中年之後，俗稱的四十肩或五十肩。發病原因不十分清楚，一般認為是肌肉老化與日常的負荷，造成肩部組織發炎而難以活動的現象。

刺激遠端穴位，可有效緩和發炎伴隨的疼痛。首先是按壓位於腳部的條口穴，可減輕疼痛，擴大肩膀的活動範圍。位於手部的上都穴對肩膀痛也有效，還能預防不好的氣進入體內。

肩膀連接手臂處也是一個治療點，只是距患部近，請輕柔摩擦使神經發揮作用。

上都

緩和肩膀疼痛

尋找My穴位

按壓凹陷處，
尋找肩膀活動起來
變輕鬆的位置。

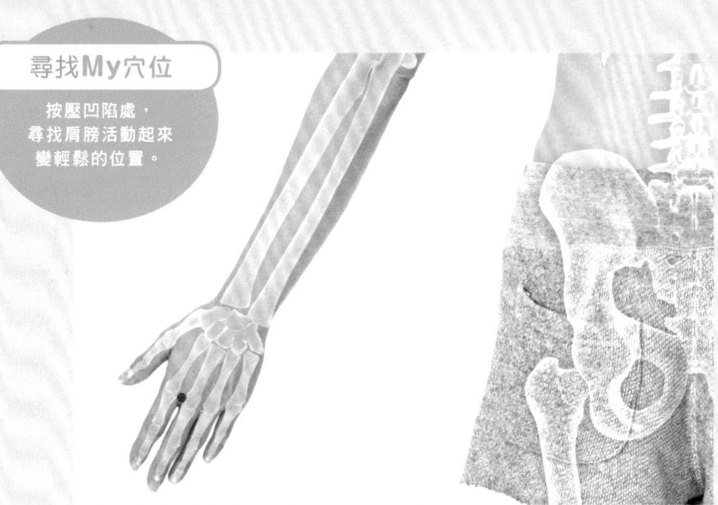

基本位置

握拳時食指與中指突起的骨頭間凹陷處。

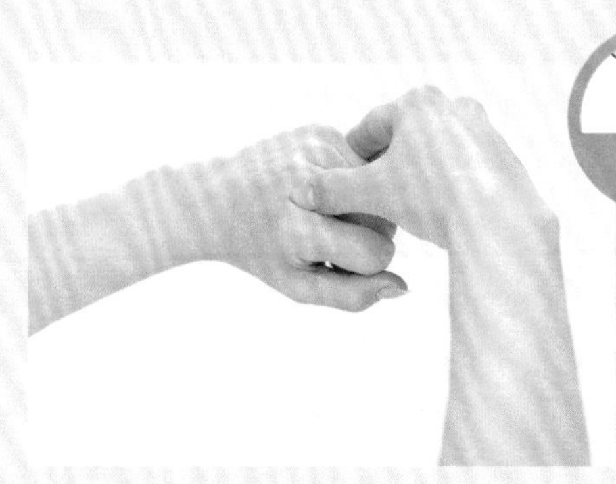

以大拇指的指尖朝手腕方向稍用力按壓。手指像陷入骨頭內的感覺按壓。

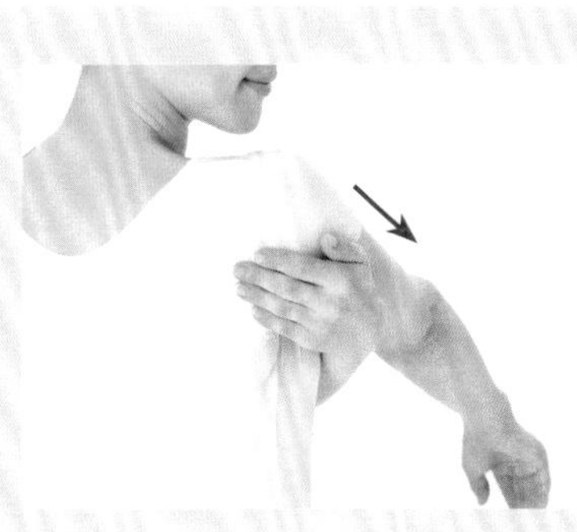

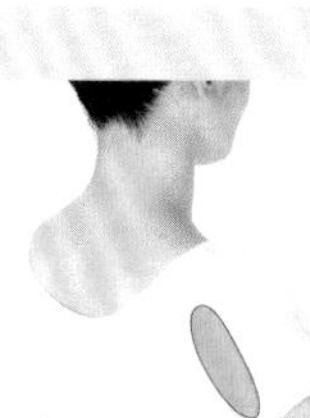

以手掌自腋下溫柔摩擦背部肩膀連接手臂處。手無法由腋下搆到時，也可從手臂上方進行。

Column

針灸療法初體驗

針灸為什麼對身體有益？

本書主要在介紹穴位按壓，此外，針灸，即「針」與「灸」也是刺激穴位的兩個方法。

灸法是以溫熱方式刺激穴位，讓艾草的藥效伴隨溫熱刺激滲透到體內。針法則是直接刺激穴位，導引出治療力。針與灸的治療概念和穴位按壓雷同，都是經由穴位來疏通經絡，提升氣、血、水的循環，使身體恢復元氣。

在習慣穴位按壓後，若想要更深層地調理身體，也許可以嘗試一下針灸療法。只是，對於刺激的反應因人而異，症狀所適合的刺激方法也各有不同。請先至專門的中醫診所看診以瞭解狀況。

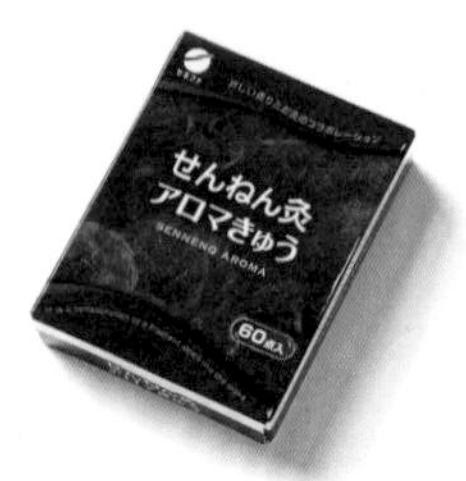

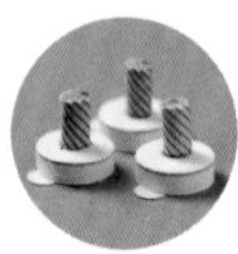

艾草貼片（60粒）
せんねん灸（Senefa）

針灸的自我保健

體驗過中醫針灸治療後，接下來請試著將針灸也加進自我保健的行列。

最近藥局與藥妝店有販售操作簡單的家用溫灸製品，大都有厚厚的臺座隔離，肌膚不會直接碰觸到火，慢慢溫熱不會太燙，可安心使用。並針對女性推出不同香味的製品，享有芳療般的溫灸體驗。

至於針療，也有自我保健用的暫時性貼片。針與皮膚的接觸面小，貼上去幾乎不會痛，和針療一樣也有減輕各種症狀的效果。同樣可在藥局買到。

將操作簡單的針灸製品帶入日常生活，養成使用習慣，對維持健康有一定的幫助。

（孕婦請務必接受專家指導）

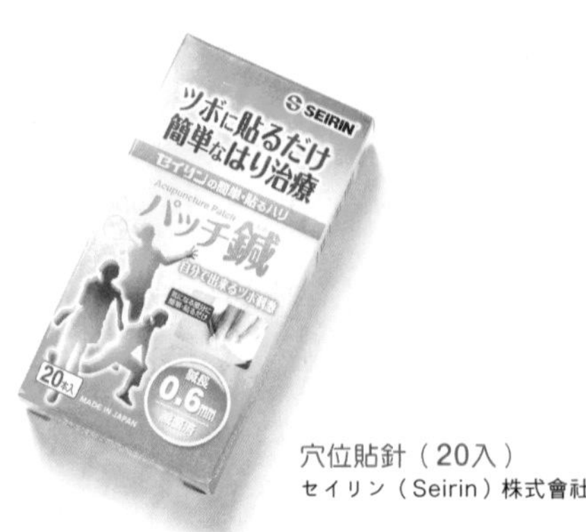

穴位貼針（20入）
セイリン（Seirin）株式會社

第五章

用急救穴位化解危機！

對急症有效的穴位

在電車上肚子劇烈疼痛、

上樓梯時嚴重心悸、

外出突然身體不適……

大家應該有過這種慌張不知所措的經驗。

事先記下可抑制症狀的特效穴位，

會比較安心。

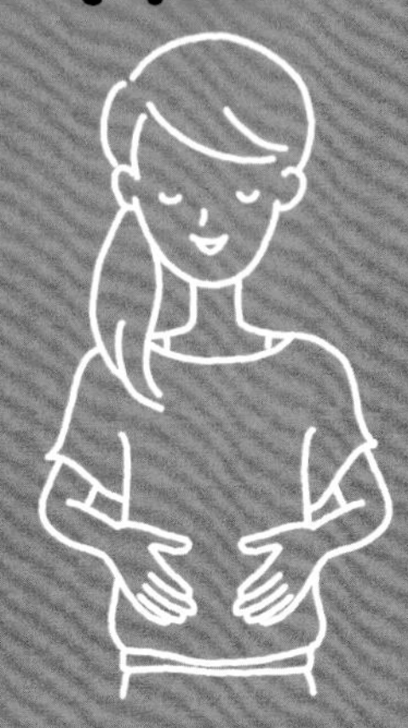

感冒

對急症有效的穴位

後背發冷往往是感冒的徵兆。利用穴位擊退從背部入侵的邪氣吧！

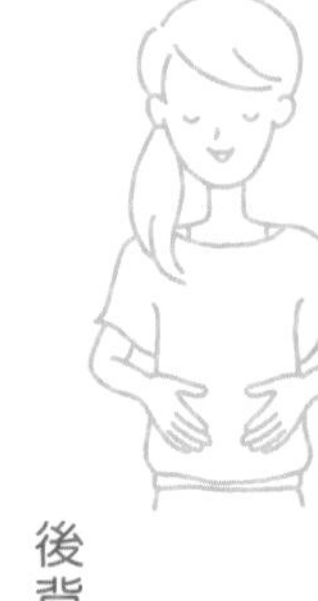

照海

抑制喉嚨疼痛

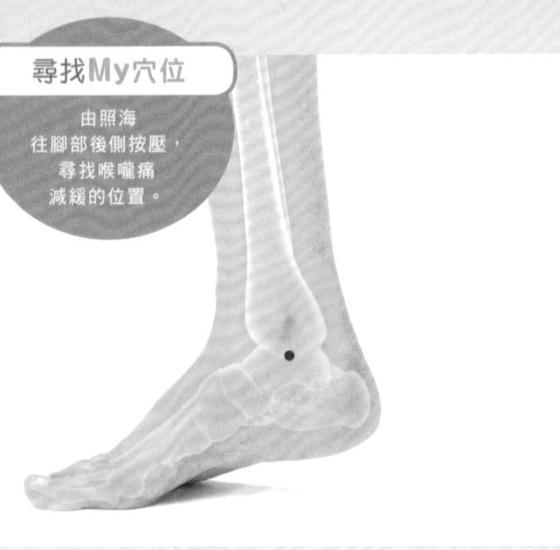

尋找My穴位

由照海往腳部後側按壓，尋找喉嚨痛減緩的位置。

基本位置

內踝的骨頭最高點向下1指寬處。

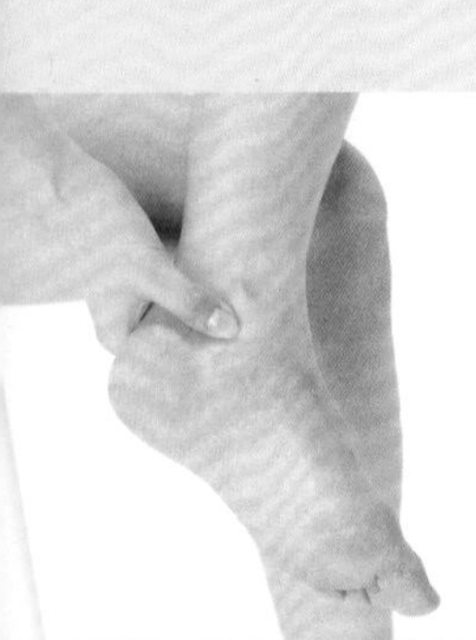

採坐姿，一隻腳放在另一隻的膝蓋上固定，以大拇指的指腹稍用力按壓。

喉嚨痛或惡寒等感冒的初期症狀，以穴位按壓方式抑制，在變得更嚴重前將感冒擊退。

照海穴有緩解喉嚨發炎、疼痛的效果。因為在足少陰腎經上，也有強化腎功能與促進血流的作用。對咳嗽症狀有效的是尺澤穴，在通過肺、橫隔膜與氣管的手太陰肺經上，可緩和呼吸系統的各種症狀。

脖子後面有許多鎮定發燒、惡寒以及防止邪氣入侵、避免感冒的穴位。使用毛巾摩擦或以暖暖包溫熱這個部位來趕走邪氣吧。

尺澤

止咳

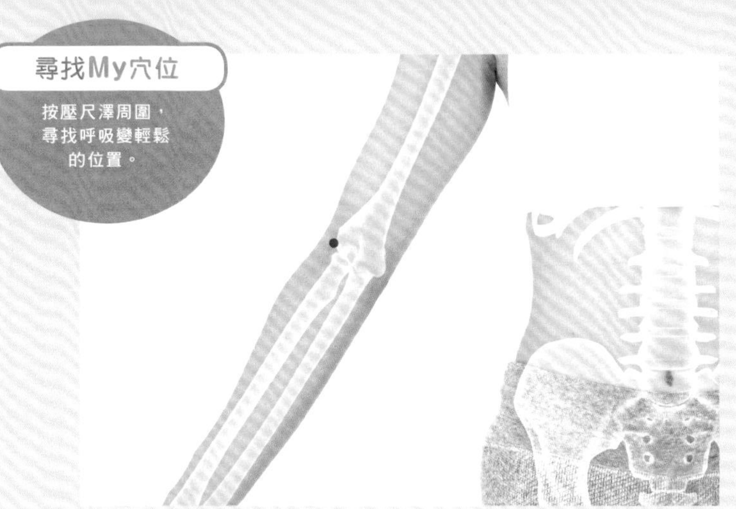

基本位置

手肘微彎時肘橫紋中間浮現的二頭肌腱外側（即大拇指側）。

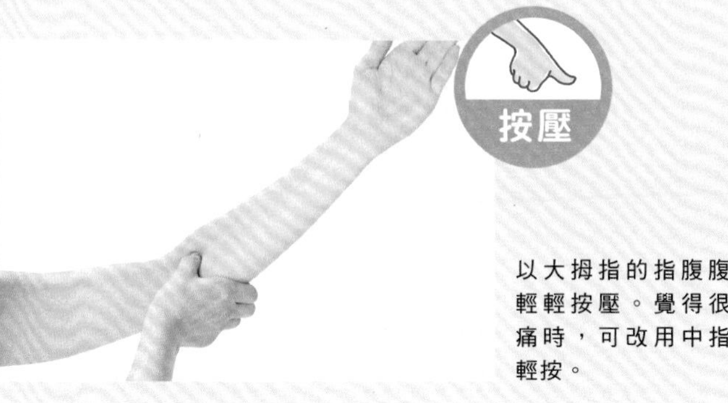

按壓

以大拇指的指腹腹輕輕按壓。覺得很痛時，可改用中指輕按。

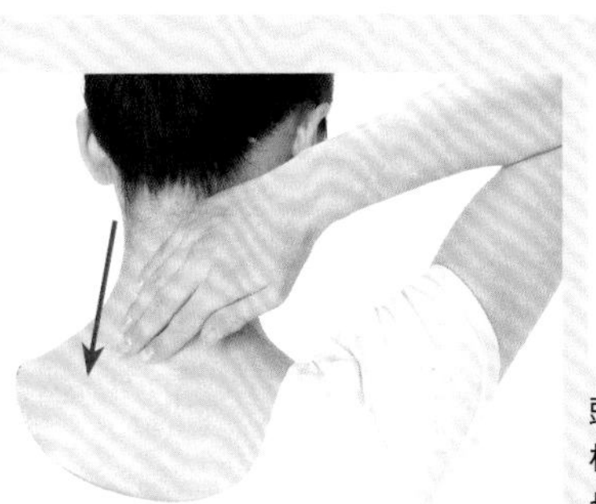

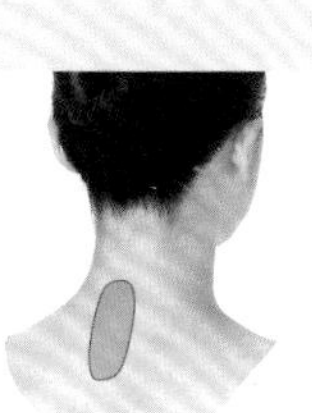

摩擦

頭微向前傾，以指腹從脖子根部往背部用力摩擦溫熱。也可使用毛巾擦熱。

腹瀉

對急症有效的穴位

寒冷與壓力對腸胃弱的人來說是大敵。必須調節自律神經來加以預防。

吃了就拉、常在通勤途中肚子痛，有這類症狀的人，問題出在壓力使自律神經變得敏感，腸道蠕動太快。按壓次髎穴可調整腸道功能，對促進足部血流也有效。至於早上起床伴隨腹痛的腹瀉則是寒氣引起的，這時要按壓特效穴位崑崙穴，溫熱身體來緩解。

接近患部的腹部，聚集了調整腸功能的穴位與神經。外出時突然急性腹瀉而無法按壓穴位時，由肚臍兩側朝斜下方摩擦能讓症狀緩和，請事先記住這個方法以備不時之需。

次髎

改善腸道功能

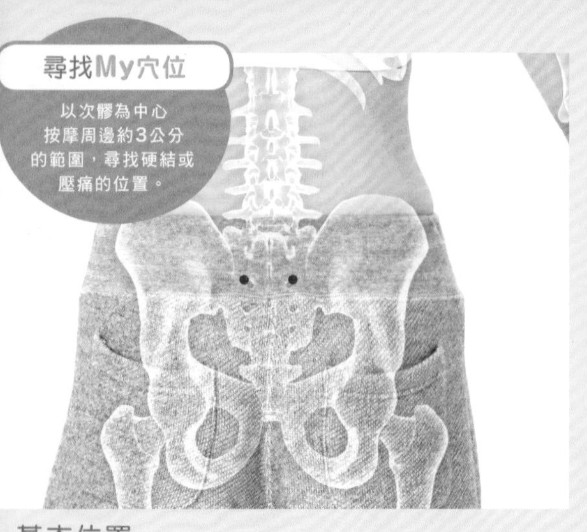

尋找My穴位

以次髎為中心按摩周邊約3公分的範圍，尋找硬結或壓痛的位置。

基本位置

位於仙骨（又稱骶骨、薦骨）上方微向外突的骨頭內側凹陷處。

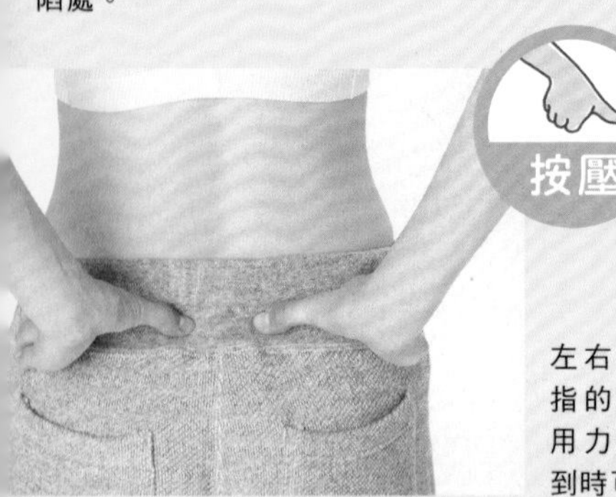

按壓

左右側同時以大拇指的指腹慢慢向前用力按壓。手搆不到時可改用中指。

崑崙

對早起的腹瀉有效

尋找My穴位

摩擦凹陷處，尋找硬結或壓痛的位置。

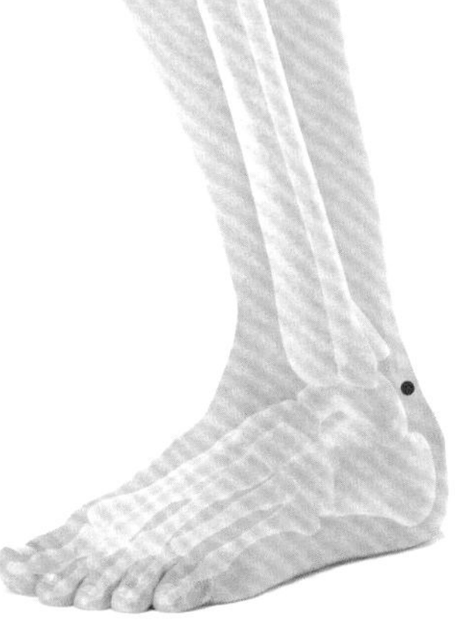

基本位置

外踝與阿基里斯腱之間的凹陷處。

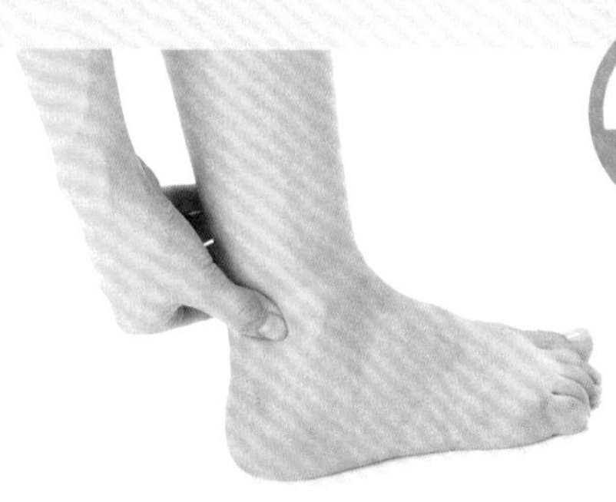

採坐姿，手握腳踝，以大拇指的指腹溫和按壓。

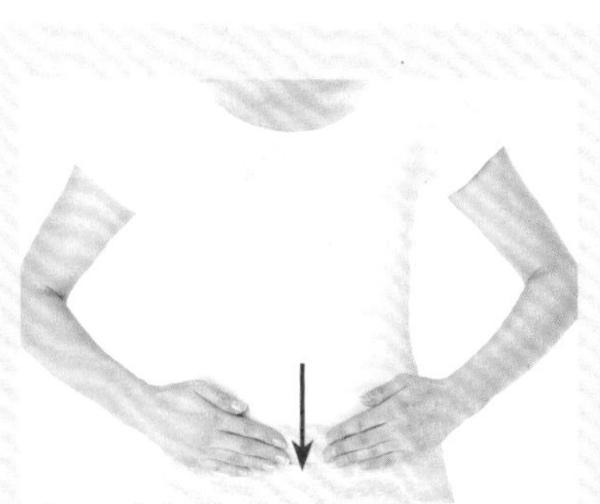

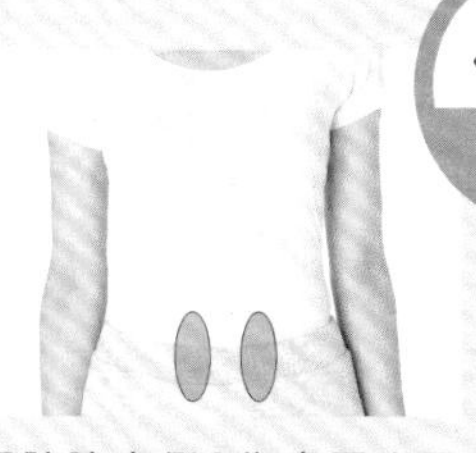

摩擦

距肚臍旁側3指處再向下3指寬的範圍。以指腹撫摩，不要用力按壓。

眩暈

對急症有效的穴位

眩暈的原因很多，包括內耳功能障礙、腦部疾病，以及自律神經失調等。

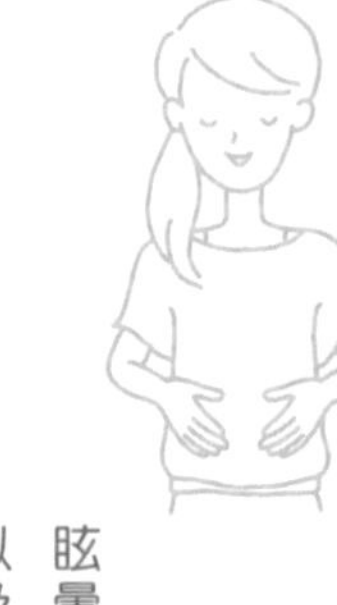

大敦

改善眩暈

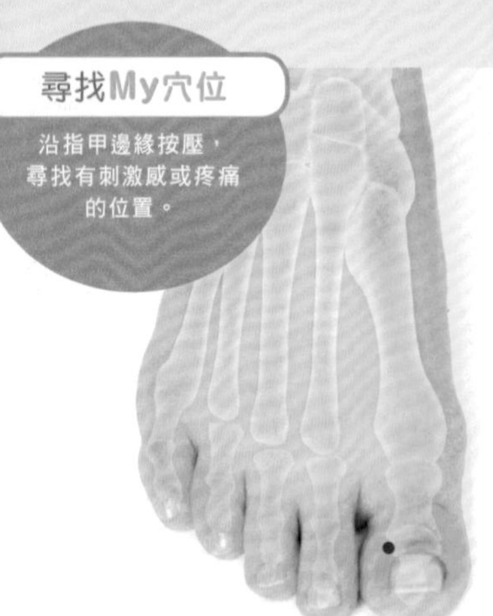

基本位置

大腳趾的甲根邊緣，靠第二趾側。

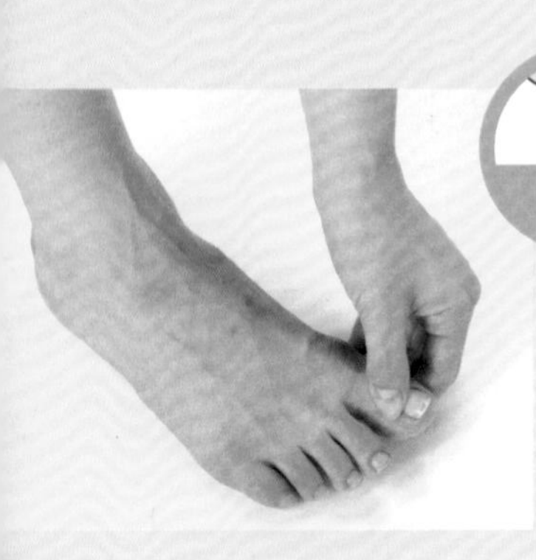

採坐姿，抓住大腳趾，以大拇指的指尖稍用力垂直向下按壓。也可使用穴位按摩棒等。

眩暈症狀有不少是壓力導致肝功能降低所引發的。足厥陰肝經上的大敦穴，可以維持肝功能穩定，逐漸改善症狀。

對於自律神經失調引起的眩暈，按壓百會穴可治搖晃旋轉造成的噁心。這兩個穴位對於促進頭部血流、改善症狀的效果值得期待。

如果是與血壓異常有關的眩暈，按壓改善血壓的穴位（P100至103）會有幫助。眩暈也可能是內耳或腦部疾病引起的，最重要的是盡早到醫療機構就診。

百會

調節自律神經

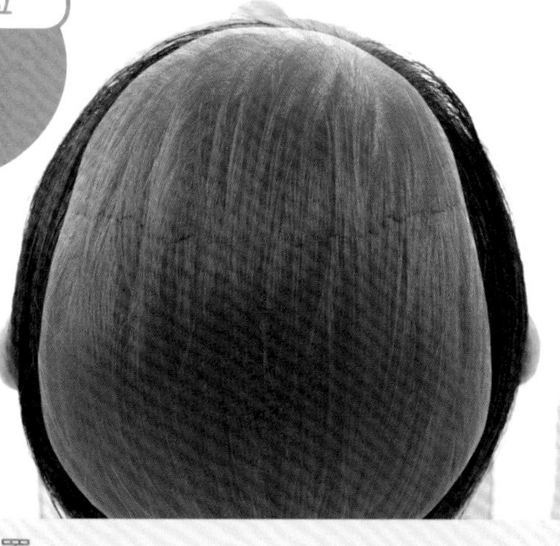

尋找My穴位

輕按百會前後，尋找眩暈緩減的位置。

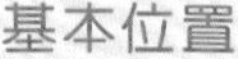

基本位置

兩耳向上於頭頂相接的連線與鼻子向上延伸的直線交會處。

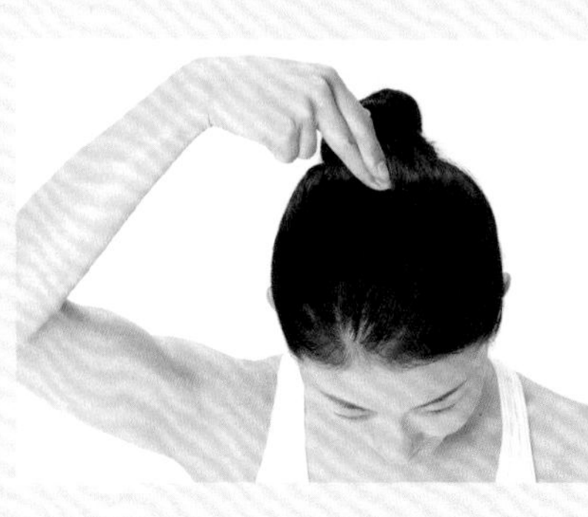

按壓

食指疊在中指上增加支撐，以中指的指腹垂直向下按壓。一開始不要太用力，視身體狀況調節力道。

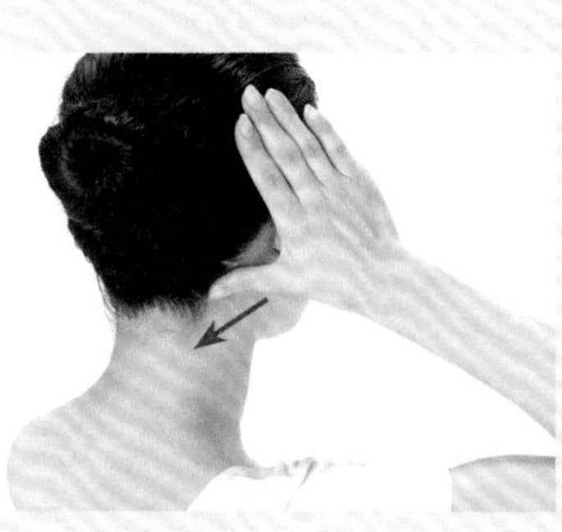

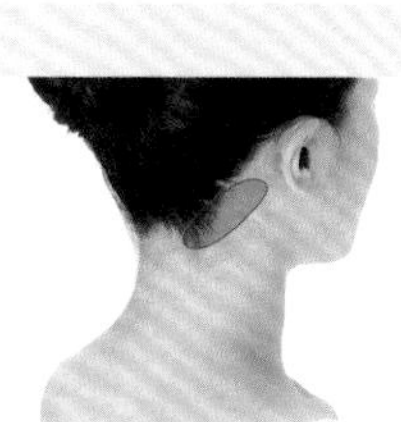

摩擦

以大拇指的指腹從耳後骨頭旁的凹陷周圍，朝向頸部後側輕輕摩擦。提升血流，減輕症狀。

對急症有效的穴位

心悸・喘不過氣

突然心悸或喘不過氣覺得難受時，記得按壓手部的急救穴位。

郄門

抑制心悸

尋找My穴位

輕輕按壓摩擦郄門周邊，尋找呼吸變輕鬆的位置。

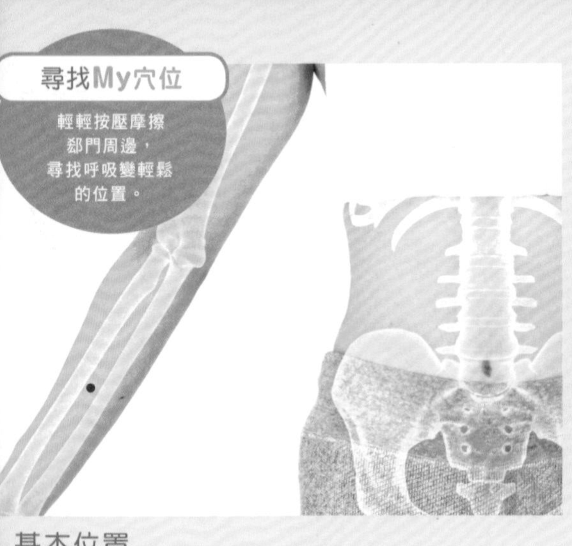

基本位置

自手腕橫紋中間朝手肘方向3指寬＋4指寬處。

按壓

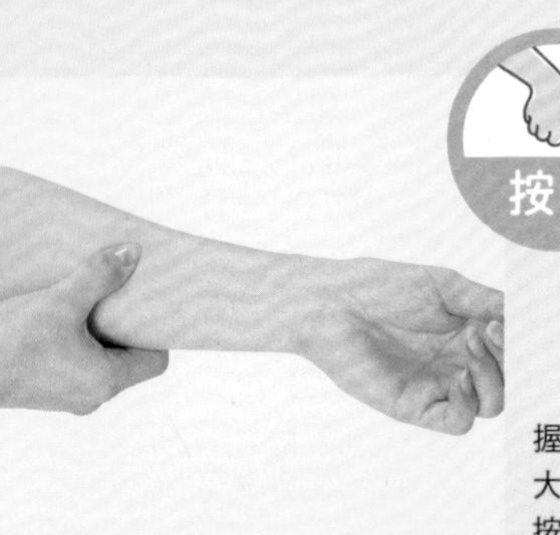

握住手臂固定，以大拇指的指腹輕柔按壓。

因為自律神經失調與壓力，突然心悸或喘不過氣時，記住應急的手部穴位，在萬一時就可派上用場。

郄門穴是心悸的特效穴位。在調節心臟功能的手厥陰心包經上，有減輕緊張、抑制症狀的效果。另一個手少陰心經上的通里穴，能緩和心臟症狀與壓力，改善喘不過氣與胸痛。

胸部中心的膻中穴（P43）也是對心悸有效的穴位。心悸時這裡會變得敏感，可以溫柔摩擦這裡的皮膚，穩定心肺功能。

通里

對喘不過氣與胸痛有效

尋找My穴位

輕輕按壓
摩擦通里周邊，
尋找身體變得平靜
的位置。

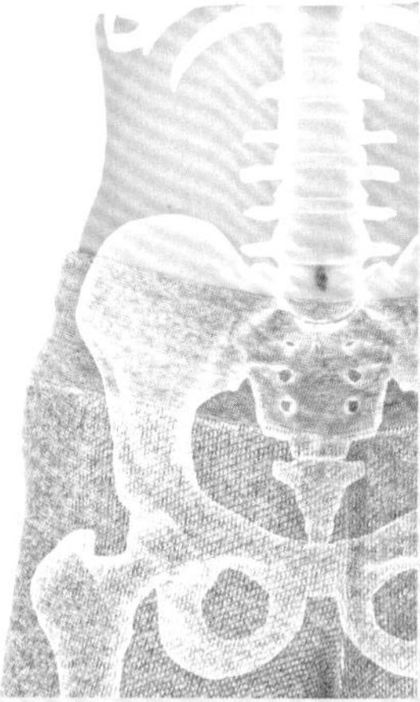

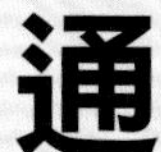

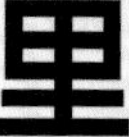

基本位置

手腕靠小指側的肌腱內側。手腕橫紋往手肘方向1指寬處。

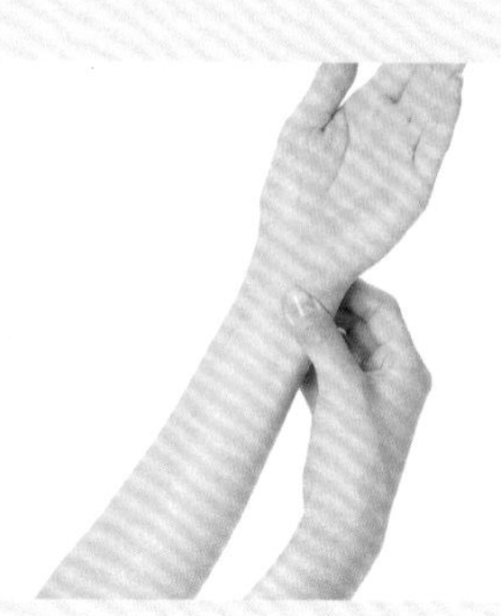

按壓

握住手腕固定，以大拇指的指腹溫和按壓。

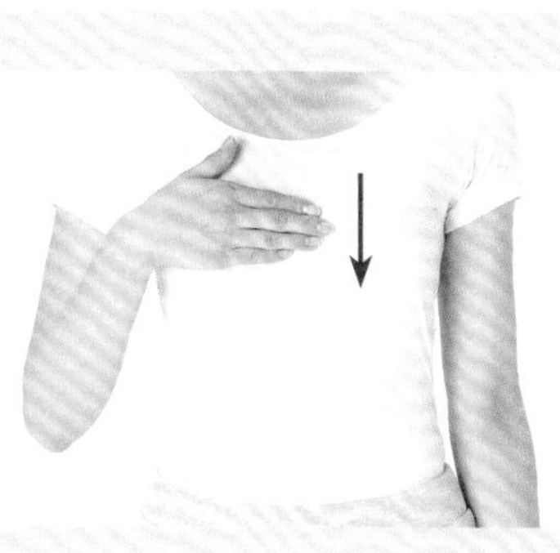

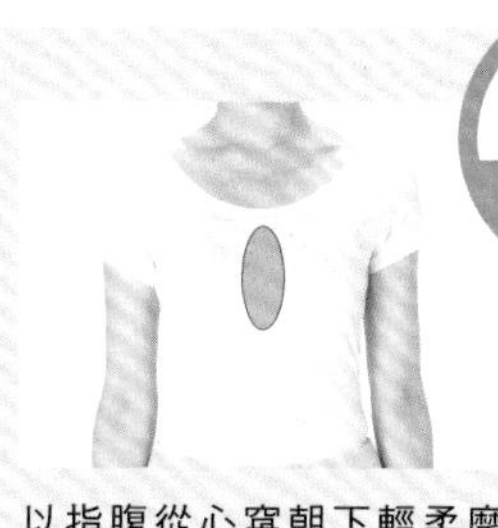

摩擦

以指腹從心窩朝下輕柔摩擦。配合呼吸慢慢進行。

對急症有效的穴位

牙痛

牙痛令人難以忍受，可按壓穴位先應急。

手三里

緩解牙痛

尋找My穴位

從手三里沿著手部肌肉按壓，尋找感覺牙痛緩和的位置。

基本位置

手肘彎曲時由肘橫紋外側端往手腕方向3指寬處。

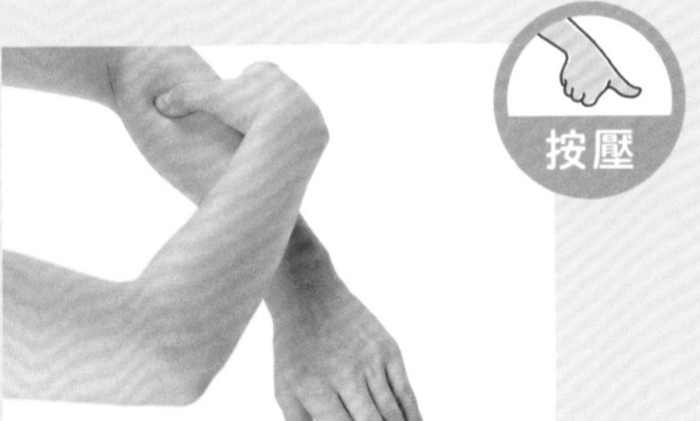

握住手臂固定，大拇指的指尖陷入肌肉般稍用力按壓。

手陽明大腸經自古就有「齒脈」之稱，對緩解牙痛有很好的效果，位於此經脈上的手三里穴，效果顯著。另一個在顴骨與下頷中間凹陷處的下關穴，也有鎮痛作用，由於接近患部，宜輕輕摩擦。請把穴位指壓當成就醫前的應急處置。

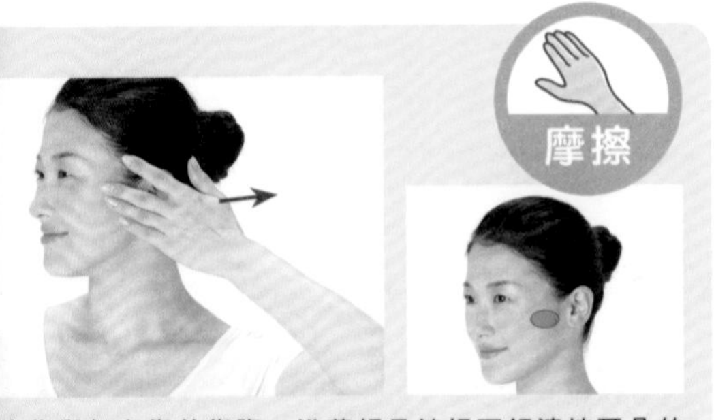

中指與無名指的指腹，沿著頰骨按揉下頷連接耳朵的圍。

暈車

中厲兌

抑制反胃

容易暈車的你
最好記住這個特效穴位。

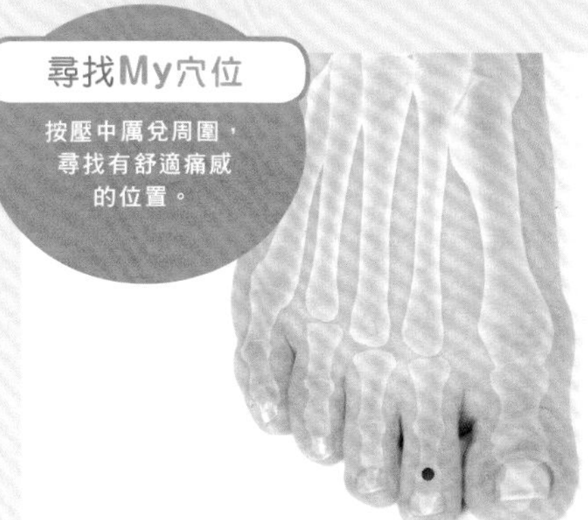

基本位置

第二腳趾的趾甲邊緣中央向上約1.5mm處。

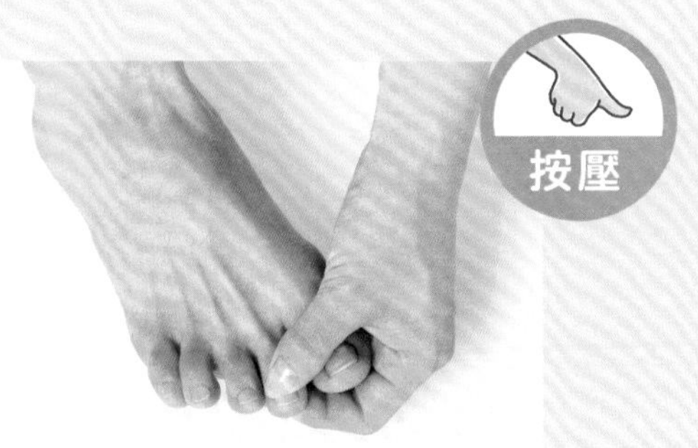

以大拇指的指尖垂直稍用力向下按壓，也可使用穴位按摩棒等。

中厲兌穴是治暈車的穴位，靠胃經很近，對於抑制反胃有很好的效果。胸下的鳩尾穴也能使橫隔膜發揮作用，舒緩噁心想吐症狀。但有強烈噁心感時按壓這裡會十分難受，請慢慢呼吸，輕柔地摩擦穴位及其周圍。

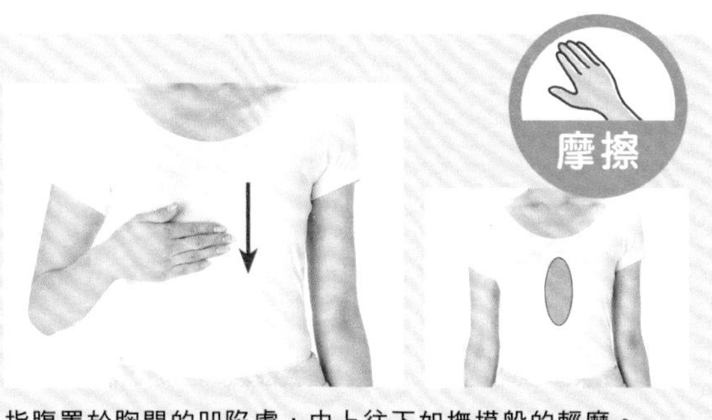

指腹置於胸間的凹陷處，由上往下如撫摸般的輕摩。

對急症有效的穴位

宿醉

想盡快趕走宿醉，建議按壓穴位排除酒精。

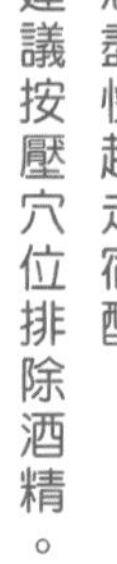

囟會

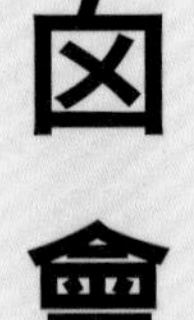

讓頭腦清醒

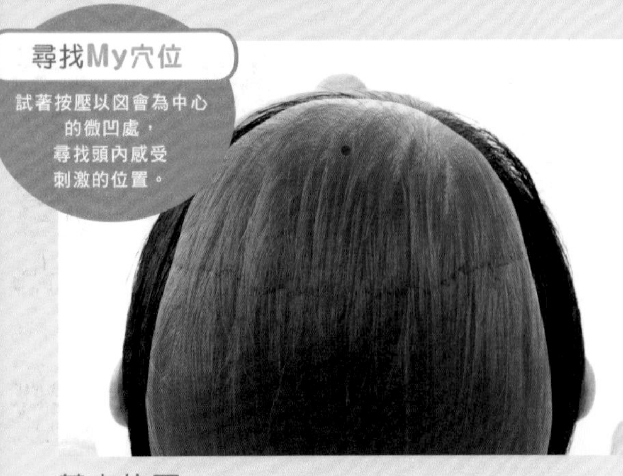

基本位置

鼻筋往頭頂的延長線上，從前髮際向上3指寬處。

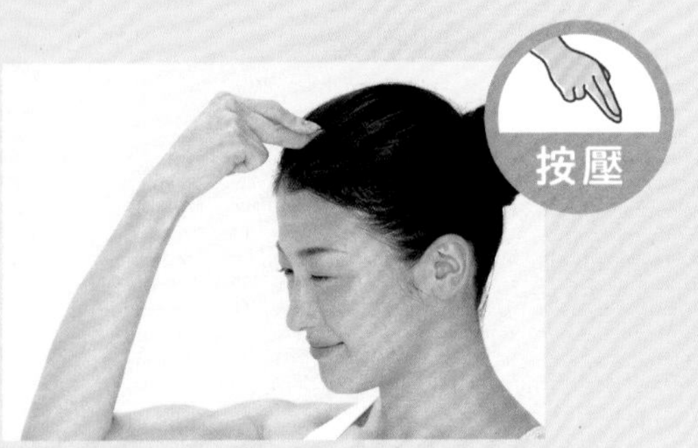

食指疊在中指上增加支撐，從上向下垂直按壓。一開始先輕輕按，視身體狀況再慢慢加強力道。

喝酒的隔天感到意識模糊、頭痛，按壓囟會穴可讓頭部輕鬆，減輕疼痛。想盡快趕走宿醉，第一要務是促進水分排出以消除水腫。用力按摩腹部的水分穴（P51）及其周邊，排出多餘的水分與老舊廢物，加速恢復。

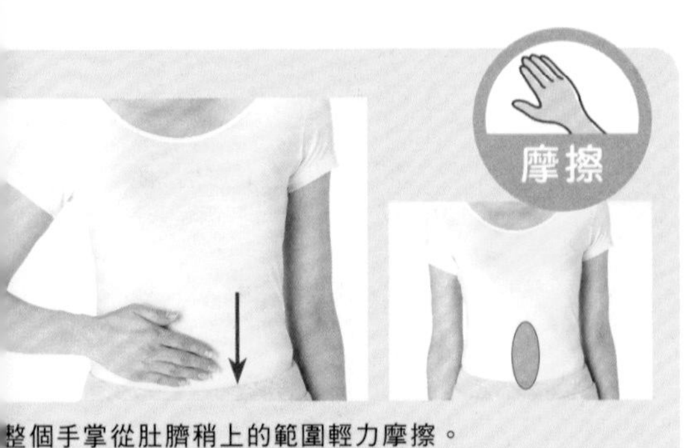

整個手掌從肚臍稍上的範圍輕力摩擦。

昏昏欲睡

按壓可促進頭部血流的穴位，趕走飯後的睡意。

瘂門

活絡交感神經

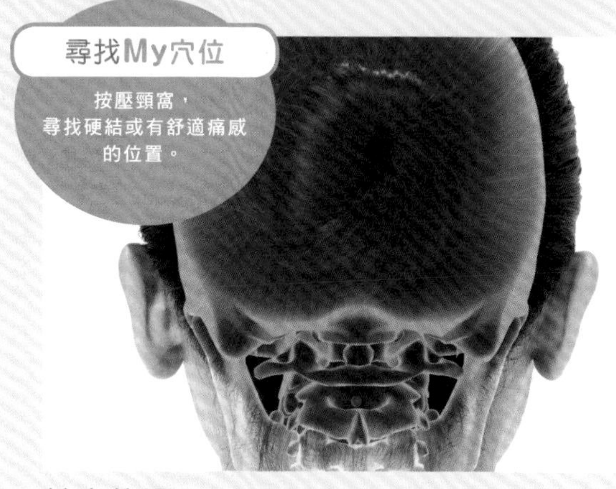

基本位置

在後頸部與頭部相接的凹陷處，即俗稱的頸窩處。

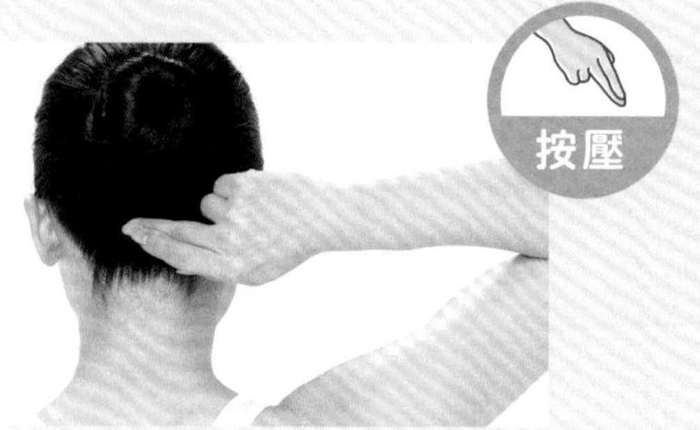

食指疊在中指上增加支撐，以舒適痛感的力道按壓。也可將脖子微向後仰，用手撐住頭的重量。

當睡意來襲，腦部血流會變得遲緩。瘂門穴位於通過頭部的經絡上，按壓此穴可以改善腦部血流，活絡交感神經。刺激眉毛也有消除眼睛疲勞的效果，略微加壓摩擦，會讓視線清晰，頭腦清醒。

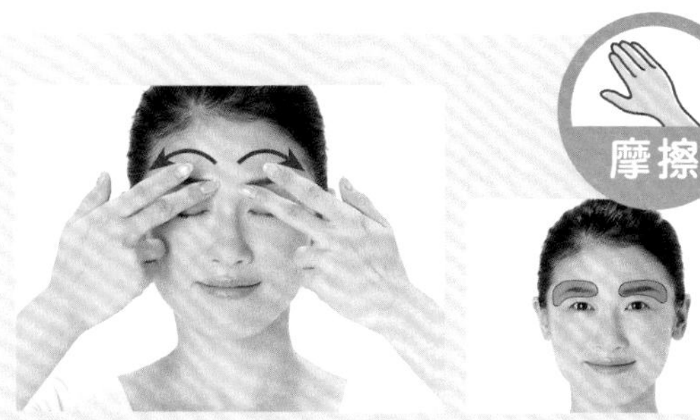

中指置於眉頭，沿著眉毛往外側摩擦。眉頭稍用力按，之後即輕輕滑過。

多汗

對急症有效的穴位

突然冒出止都止不住的汗水，由調節自律神經著手加以改善。

陽池

調整水分的排出

尋找My穴位

以陽池為中心按壓周邊約1公分的範圍，尋找有舒適痛感的位置。

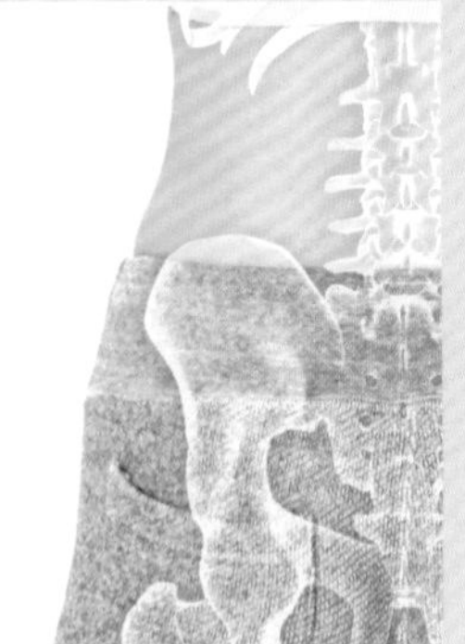

基本位置

手掌側的手腕關節中央的凹陷處。

按壓

握住手腕固定，以大拇指的指尖慢慢稍用力按壓。

汗水突然大量冒出、無法止住的症狀，是自律神經失調、水循環變差所致。按壓手少陽三焦經上的陽池穴，可以調整水分的排出。如果對臉部出汗特別在意，可以摩擦鎖骨凹陷的中間，讓自律神經發揮作用，抑制汗水突然冒出。

摩擦

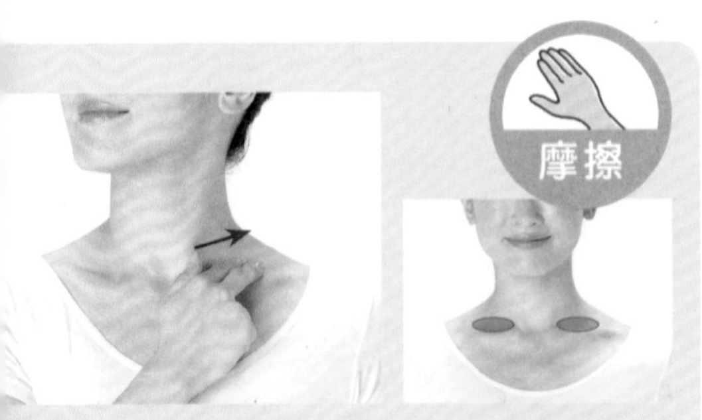

巴微抬，用食指與中指的指腹，由鎖骨上的凹陷沿著骨輕力摩擦。

噁心想吐

噁心想吐時會下意識地摩擦胸口，這裡聚集了調整胃部功能的穴位。

內關

緩解噁心感

尋找My穴位

從內關沿著手部肌肉按壓周邊，尋找噁心感減輕的位置。

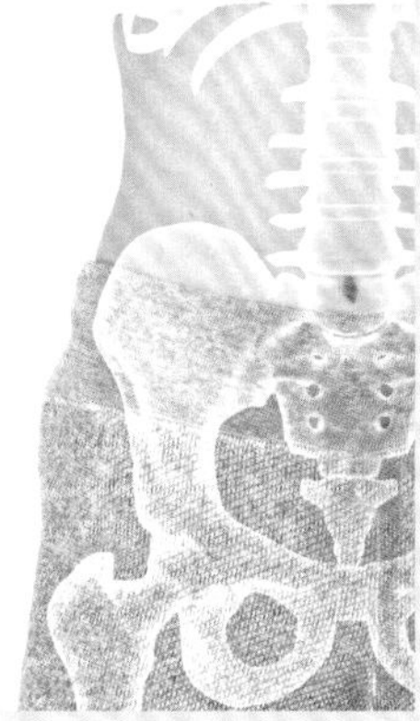

基本位置

手腕橫紋正中往手肘方向3指寬處。

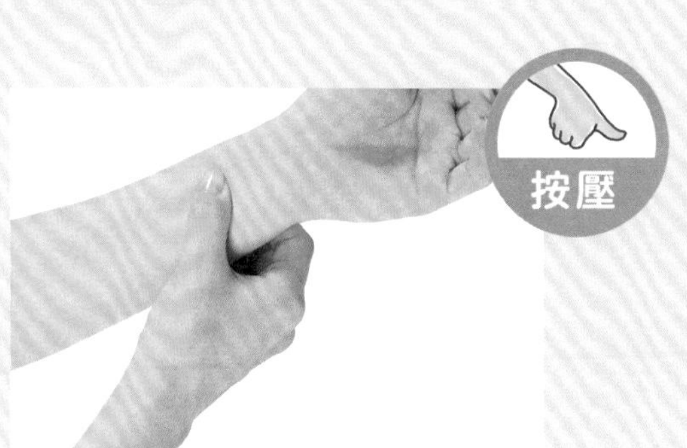

握住手腕固定，以大拇指的指腹輕柔摩擦。

位於下臂的內關穴，自古就是用來抑制噁心想吐的穴位。從宿醉到現在的化療，各種原因造成的噁心均可派上用場。此外，巨闕對精神因素引起的噁心有很高的效果。因為這裡有消化系統的神經通過，可輕摩穴位周圍來調整胃部功能。

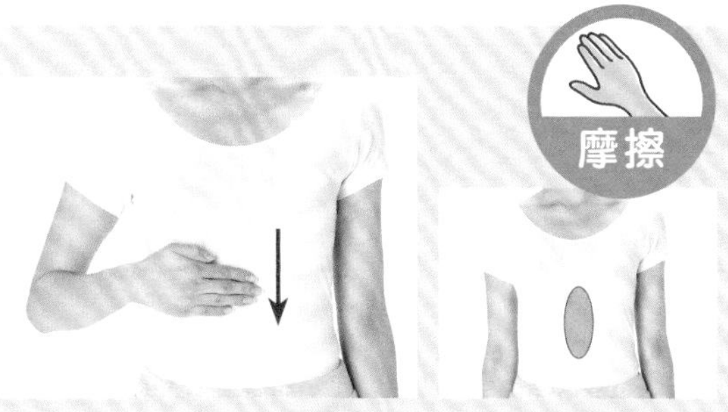

以手掌在心窩的骨頭稍下範圍，慢慢且不施力地摩擦。

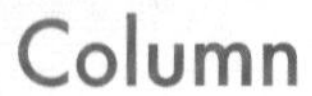

貝原益軒的《養生訓》

江戶時代的健康書

目前市面上有各式各樣談論健康的書籍，《養生訓》可說是箇中先驅。作者是距今約300年前的江戶時代儒者貝原益軒。他用一般人也能理解的文字，說明日常生活若能遵守哪些事項，就能健康活到老。在醫學技術尚不發達的年代，貝原益軒活到84歲，亦即《養生訓》就是以他自身經驗撰寫的，成為不只當時暢銷，現代也通用的健康讀物。

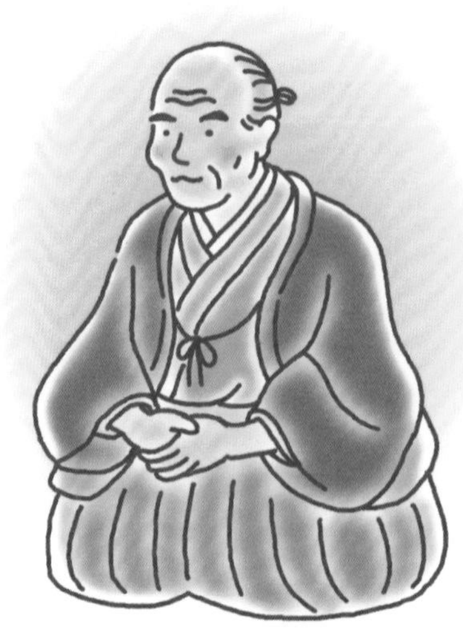

貝原益軒筆下的養生祕訣

貝原益軒在書中寫道，想要長壽，必須積極保養身體與心理，這點很重要。方法簡單，就是避開、消除有損健康的「內欲」與「外邪」。所謂內欲是指色欲與睡欲的本能欲望，以及喜怒等激烈的七種感情。外邪則是天候與氣溫的變化。能夠好好適應，再加上適度運動，以及維持規律正確的生活，就能活得好、活得久。這是貝原益軒所歸納的終極健康法。

《養生訓》中「在生病之前，先進行自己可以做到的養生」，這樣的思考方式，與現今所稱的自我保健有相通之處。可見想要健康又快樂的長生，古今皆然。

第六章

改善長時間的不適與抑鬱的未病

對慢性症狀有效的穴位

雖然沒有生病，

但不知何故每天都覺得不舒服。

這種不定愁訴與未病，

最適合操作簡單

又能持續進行的穴位按壓。

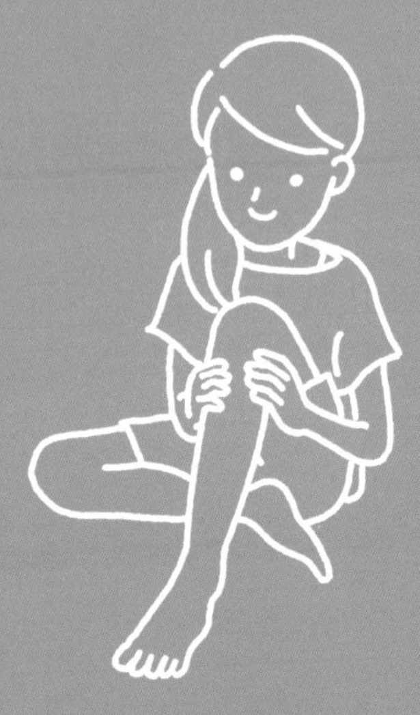

高血壓

對慢性症狀有效的穴位

高血壓是指安靜時的血壓高於標準值，若放任不理會變成重病。

懸鐘

穩定血壓

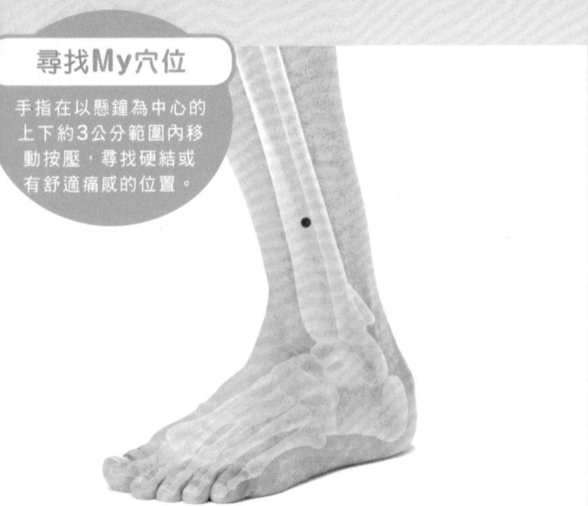

尋找My穴位

手指在以懸鐘為中心的上下約3公分範圍內移動按壓，尋找硬結或有舒適痛感的位置。

基本位置

外踝的骨頭最高點向上4指寬處。

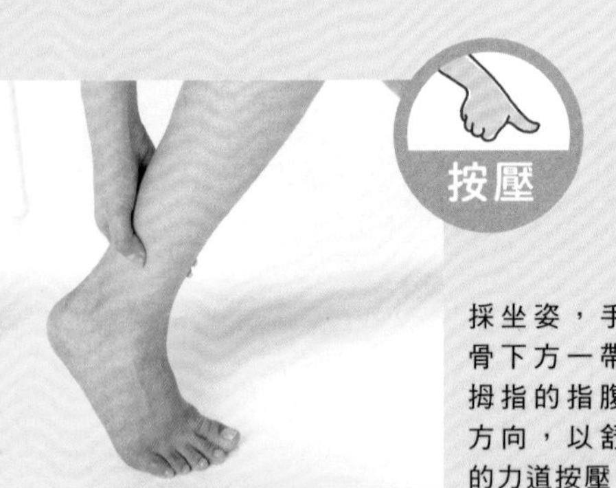

按壓

採坐姿，手握住脛骨下方一帶，以大拇指的指腹朝骨頭方向，以舒適痛感的力道按壓。

高血壓必須接受專業醫師的治療，請把穴位按壓當成輔助性保健。

足少陽膽經上的懸鐘穴，自古就是用來預防腦中風，有促進氣血循環、穩定血壓的功效。手太陰肺經上的天府穴也有同樣效果，對於高血壓引起的流鼻血具有即效性。

除了按壓這兩個穴位，還可搭配摩擦喉結兩側，以調整自律神經，穩定血壓。只是，過度刺激會有危險，請在皮膚上輕摩就好。

天府

對高血壓引起的流鼻血有效

尋找My穴位

手指在以天府為起點的上下約3公分範圍內移動按壓，尋找有舒適痛感的位置。

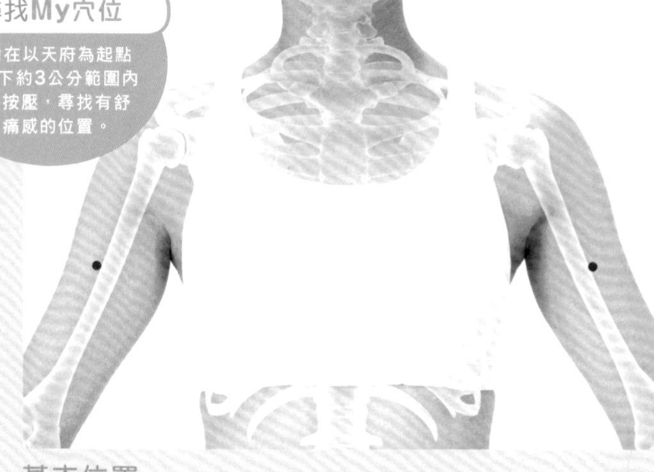

基本位置

腋下前側的橫紋端向下4指寬處，二頭肌的外緣。

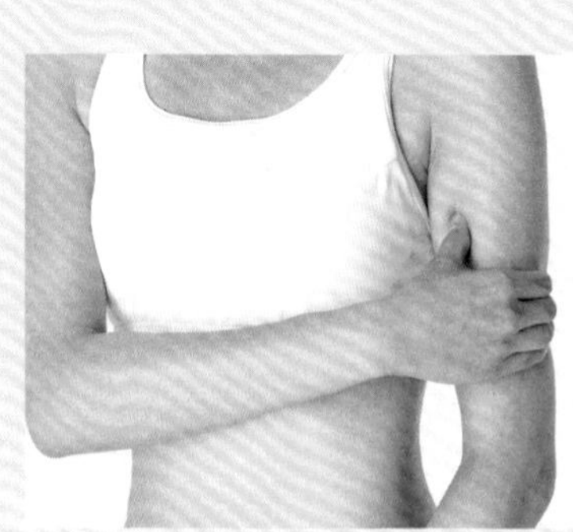

握住上臂，以大拇指的指腹朝骨頭方向輕按。也可以捏揉的方式。

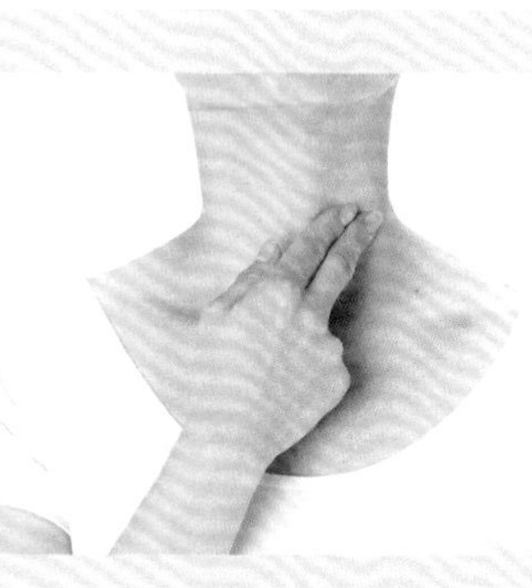

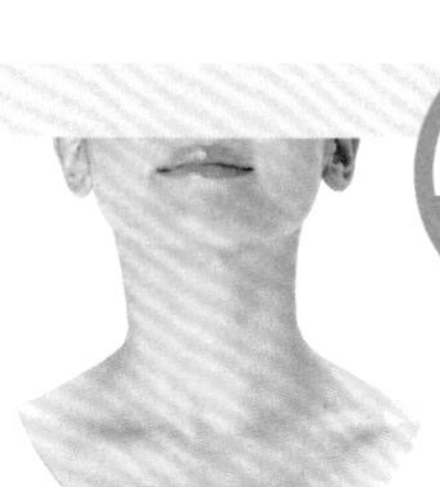

下巴微抬，以食指與中指的指腹輕摩喉結兩側。注意，不要用力按壓。

低血壓

對慢性症狀有效的穴位

低血壓是血壓長期低於標準值的狀態，女性低血壓者多於男性。

西醫對於低血壓，除非是內臟出現功能障礙，否則並不進行治療。不過，有不少人會伴隨眩暈、倦怠感、久站水腫等不舒服症狀。就透過穴位按壓來促進氣、水、血循環，為身體注入活力吧！

提高生命力需要強腎，足少陰腎經上的太溪穴有強化腎功能的作用。足太陽膀胱經上的天柱穴則能調節自律神經系統，提升水分循環，改善眩暈症狀。

摩擦喉結兩旁也有穩定血壓的作用，不只是高血壓，對低血壓一樣有效。

太溪

從根本增加身體元氣

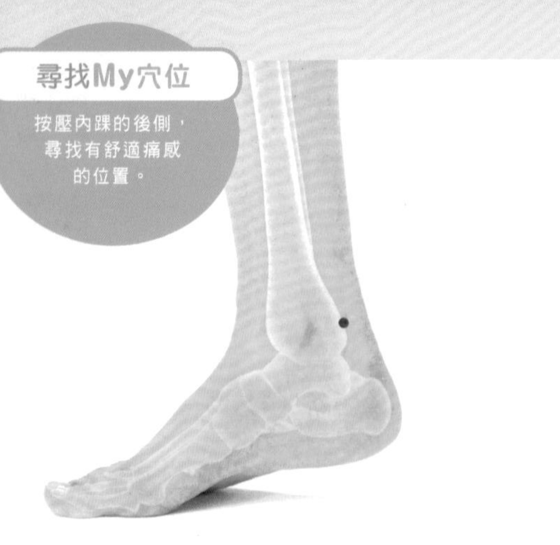

基本位置

內踝的骨頭最高點與阿基里斯腱間的凹陷處。

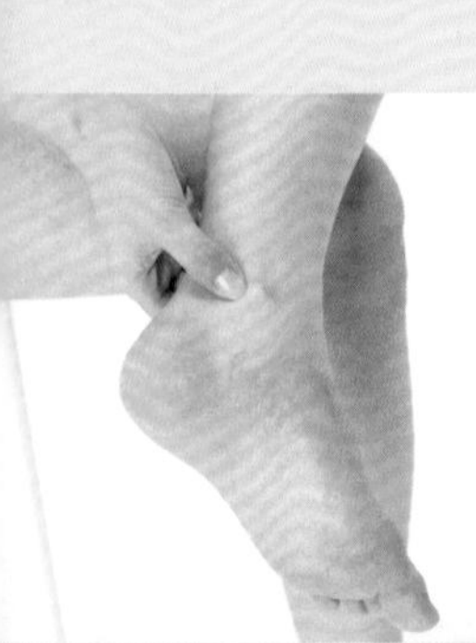

採坐姿，一腳置於另一腳的膝蓋上固定。抓著腳踝，以大拇指的指腹輕柔按壓。

天柱

調整自律神經的功能

尋找My穴位

由天柱朝斜上方按壓至後頭部骨頭最高點，尋找頭部感受刺激的位置。

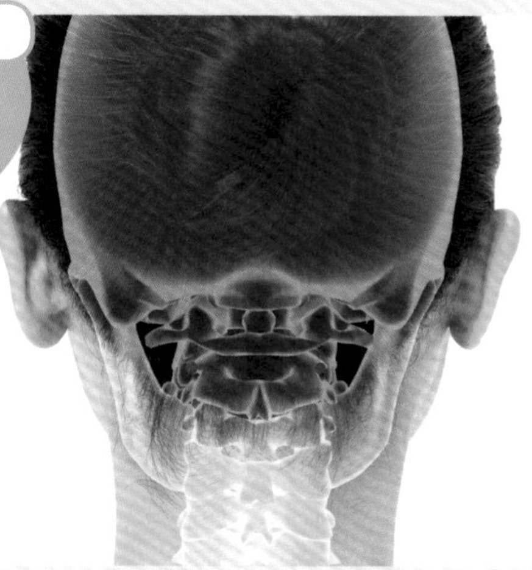

基本位置

後頭部突起骨頭的正下方凹陷處，頸部連接頭部的兩條粗大肌肉的外側。

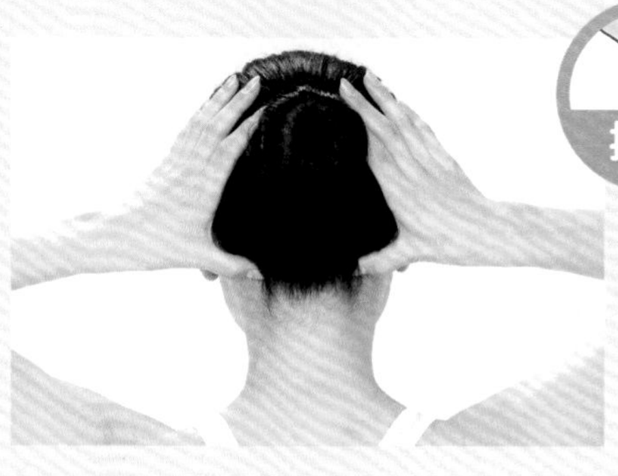

按壓

雙手抱頭，大拇指的指腹置於穴位上朝頭部中心用力按壓。也可將頭稍微仰起，以手支撐住頭的重量。

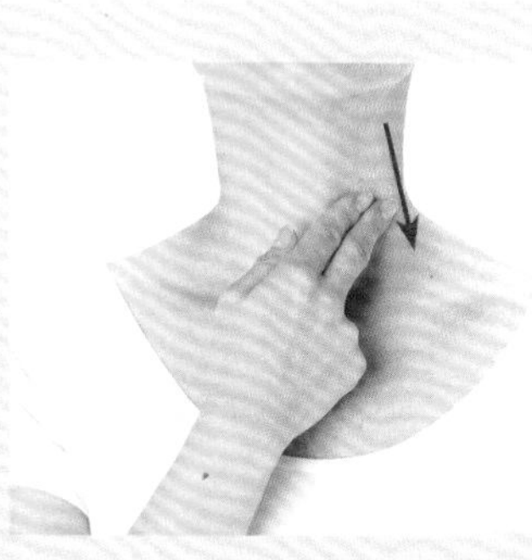

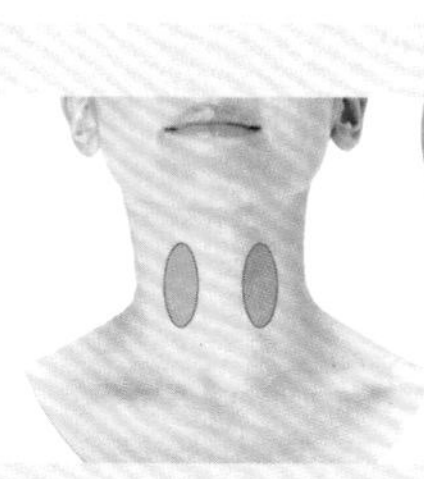

摩擦

下巴微抬，以食指與中指的指腹輕摩喉結的兩側。注意，不要用力按壓。

全身倦怠

對慢性症狀有效的穴位

氣若不足，身體會出現疲勞症狀，按壓讓身心恢復元氣的穴位來消除疲勞。

足三里

活絡腸胃功能

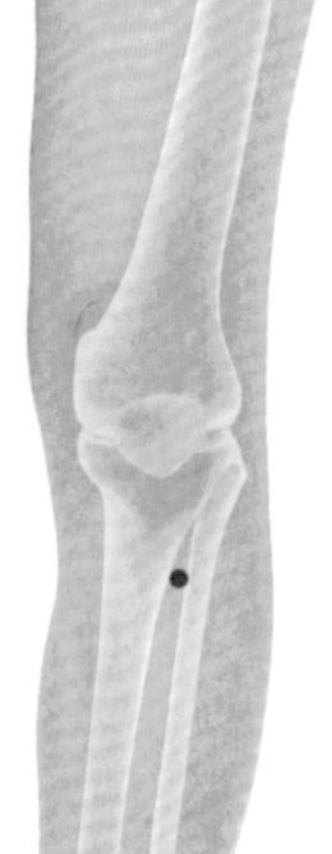

尋找My穴位

以足三里為中心按壓周邊約2公分的範圍，尋找有硬結或腳有刺激感的位置。

基本位置

膝蓋彎曲時膝蓋骨的外側會出現凹陷，以此凹陷為起點向下4指寬處。

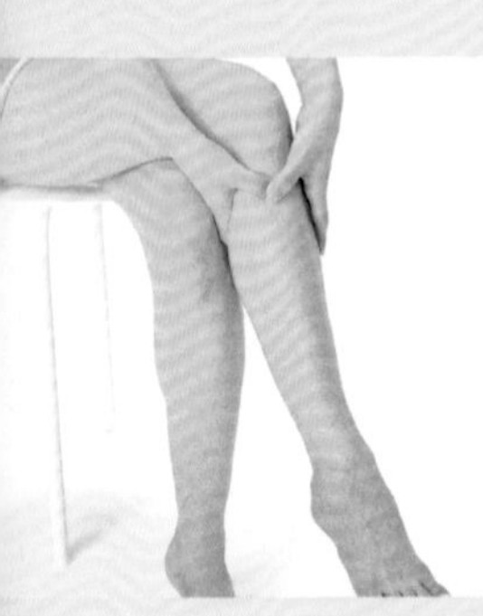

按壓

採坐姿，雙手握住膝蓋下方，以兩根大拇指的指腹按壓。如果太痛可改成單手按。

當身體疲勞時，氣是不足的，腸胃功能不好是其中一個原因。所以，首先就來改善腸胃功能，充實身體的氣。

按壓足陽明胃經上的足三里穴，活絡腸胃功能，製造氣血並加速循環，不僅可消除全身的疲勞，還能為身體注入活力，培養自癒力。另一個趕走疲勞的穴位是湧泉穴。顧名思義，能量會像泉水般湧出，解除慢性疲勞，也有驅寒、提升新陳代謝的效果。

最重要的是持續按壓穴位，勤於趕走疲勞。

湧泉

消除慢性疲勞

尋找My穴位

以湧泉為中心按壓周邊約3公分範圍，尋找有舒適痛感的位置。

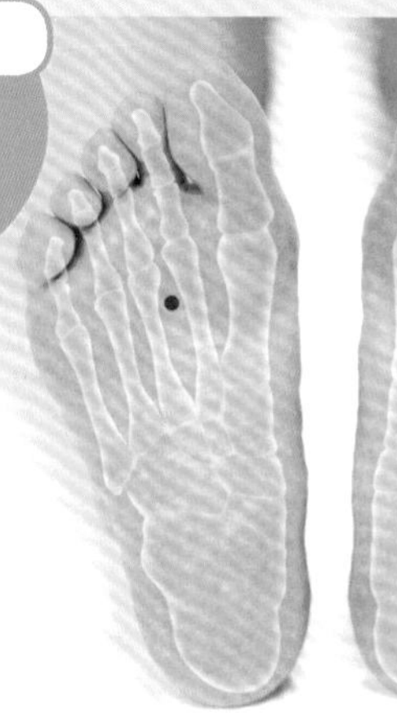

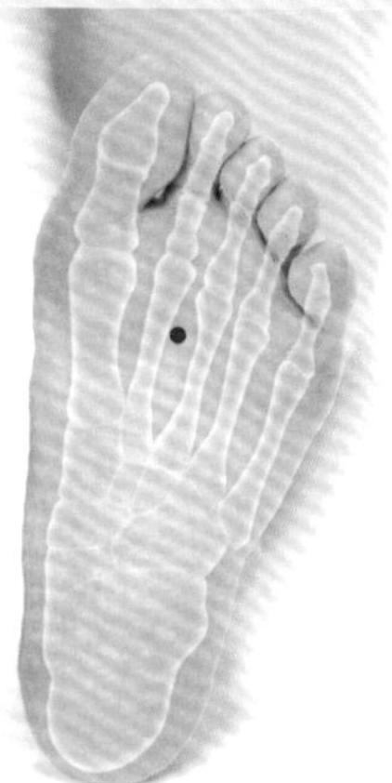

基本位置

位於足底，將腳趾用力往上翹時腳心最凹處。

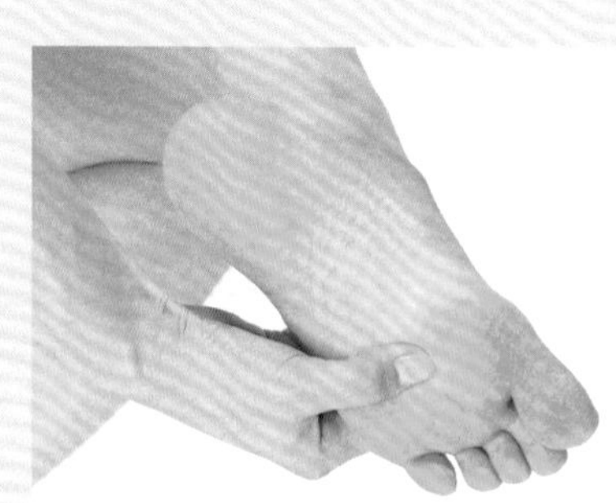

按壓

採坐姿，一腳置於另一腳的膝蓋上固定。以雙手或單手的大拇指揉按。

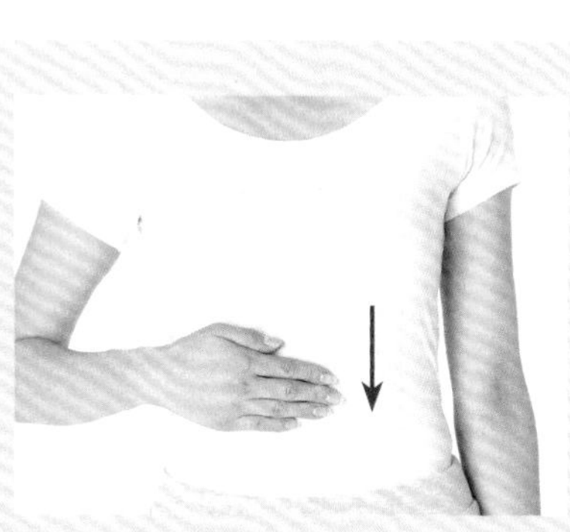

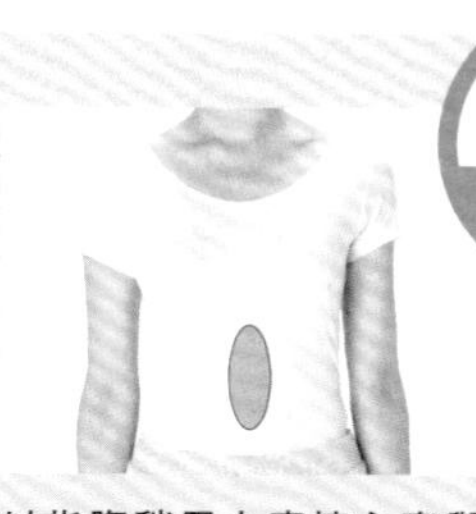

摩擦

以指腹稍用力摩擦心窩與肚臍中間，可健胃以恢復元氣。

水腫

對慢性症狀有效的穴位

腳上留有襪子的束口痕跡，舌頭邊緣呈鋸齒狀，這是身體水腫的徵兆。

跗陽

消除腳部水腫

尋找My穴位

從跗陽沿著腳部肌肉上下按壓，找尋硬結或壓痛的位置。

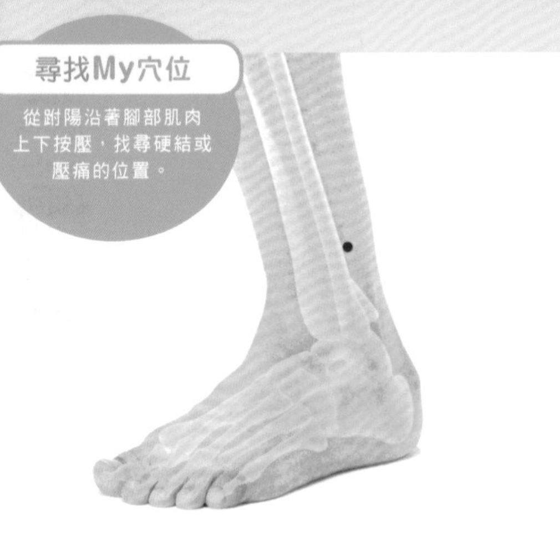

基本位置

外踝的骨頭最高點與阿基里斯腱交界向上4指寬處。

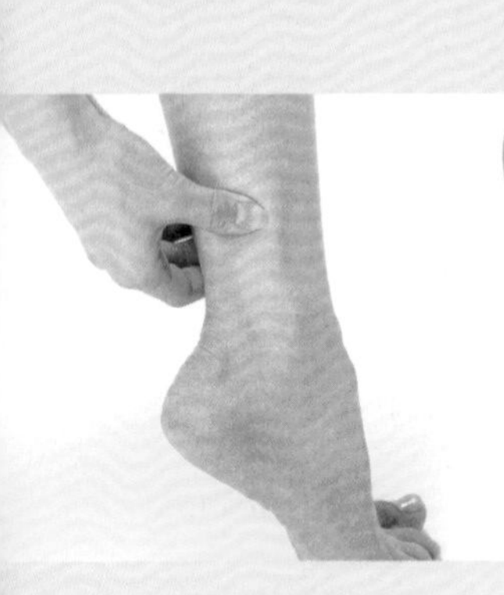

採坐姿，抓住腳踝，以大拇指的指腹以舒適痛感的力道按壓。

身體水腫是水流停滯，使細胞內堆積多餘的水分，形成所謂的「水毒」。對策之一是按壓三陰交，提升腎功能，調整水分。三陰交也是對婦科不適有效的穴位，特別是與生理期相關的水腫。

到了傍晚腳就會水腫的人，按壓跗陽穴。小腿水腫，跗陽容易產生硬結，所以可用硬結來找穴。

當下半身嚴重水腫，可以按摩具備血流幫浦作用的小腿肚，促進血與水的循環，改善症狀。

三陰交

消除生理期水腫

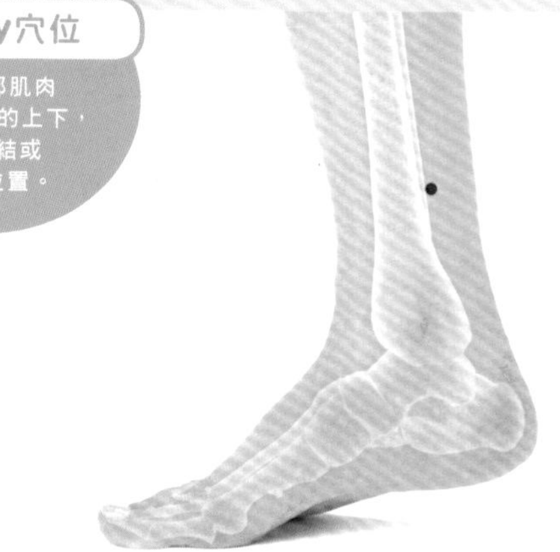

尋找My穴位

沿著腳部肌肉按壓三陰交的上下，尋找硬結或壓痛的位置。

基本位置

內踝的骨頭最高點向上4指寬，脛骨的後側。

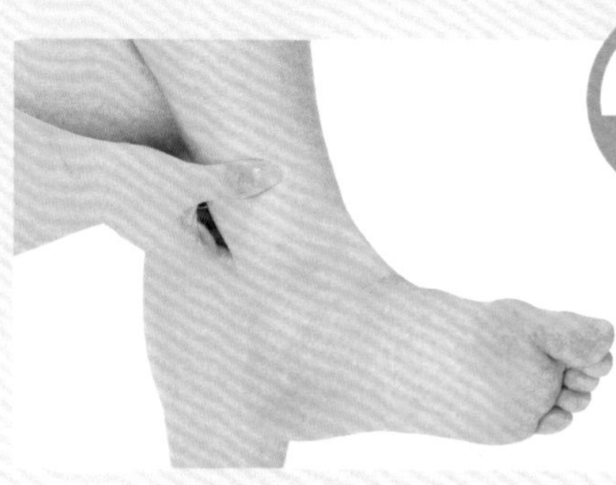

採坐姿，一腳置於另一腳的膝蓋上固定。以大拇指的指腹朝脛骨方向，以舒適痛感的力道按壓。

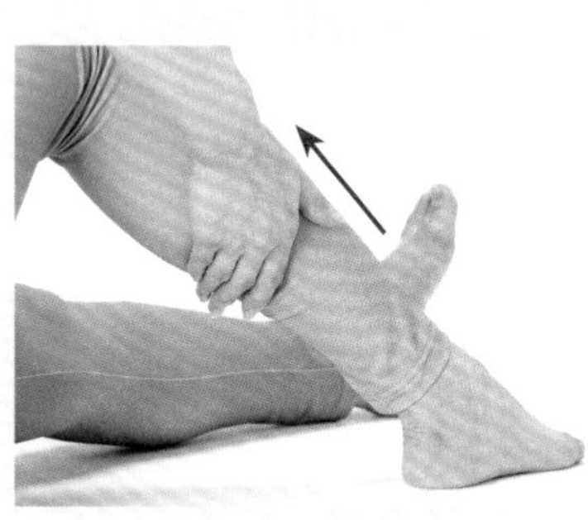

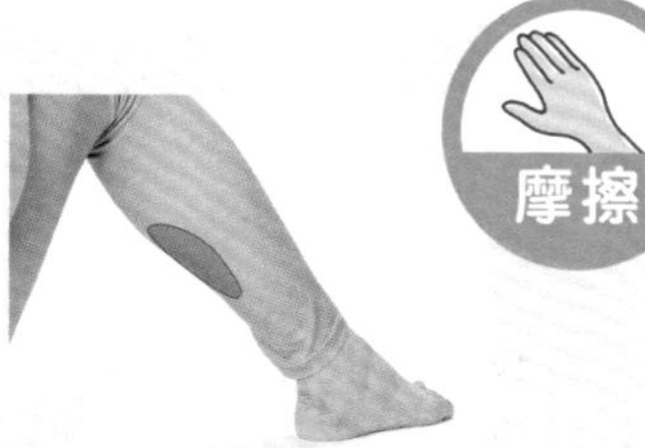

摩擦

採坐姿，單腳立起，將手掌置於小腿肚下方，稍用力摩擦。

畏寒

對慢性症狀有效的穴位

只從外在溫熱手足無法改善畏寒，必須從體內來調理體質。

太溪

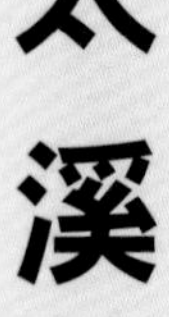

從內溫熱身體

尋找My穴位

按壓內踝的後側，尋找有舒適痛感的位置。

基本位置

內踝的骨頭最高點與阿基里斯腱間的凹陷處。

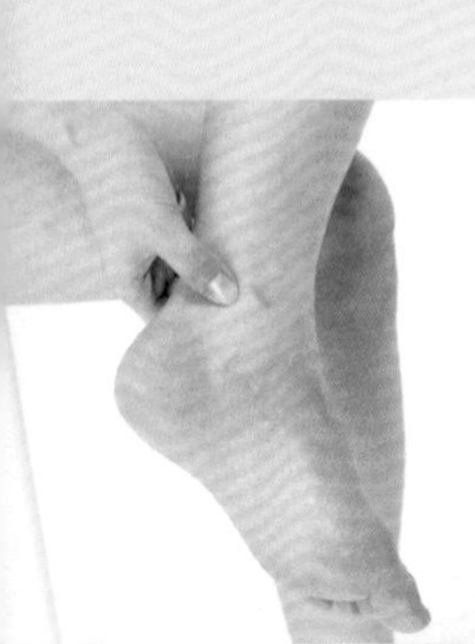

採坐姿，一腳置於另一腳的膝蓋上固定。抓住腳踝，以大拇指的指腹輕柔按壓。

古來就有一句話「寒是萬病之源」。寒會引發許多疾病，或讓既有病症惡化。因為與嚴重的不適有關，不可輕忽。

按壓太溪穴可提升氣、血、水循環，改善手腳冰冷。因位於少陰腎經上，有提升腎功能、增進血、水暢通的作用。而在下肢特別冰冷時，按壓足太陰脾經上的大都穴可見到效果。

下腹部聚集許多補充體力、提升全身血流的穴位。摩擦以丹田為中心的周邊，溫熱身體。

大都

改善下肢冰冷

尋找My穴位

按壓大都周圍，尋找有舒適痛感的位置。

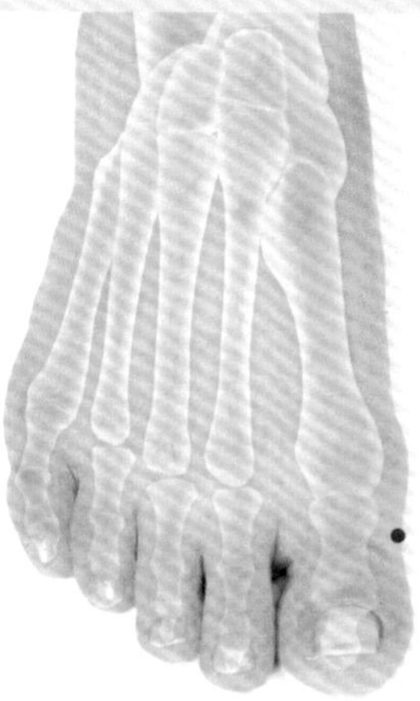

基本位置

手指沿著大腳趾內側朝腳跟方向前進，當手指被擋住的第一關節凹陷處。

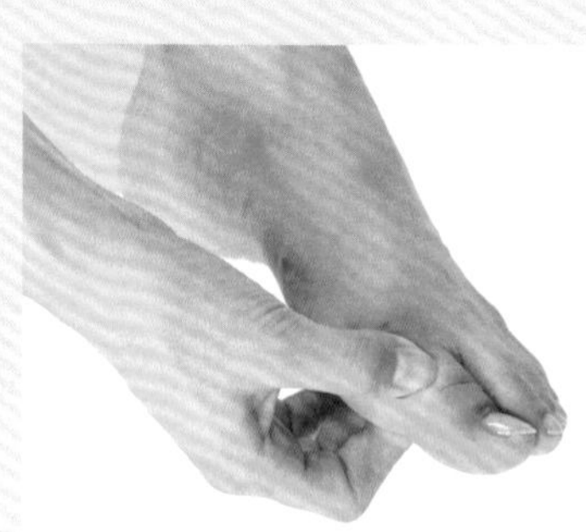

採坐姿，抓住足底，大拇指的指尖置於穴位上，朝斜下以舒適痛感的力道按壓。

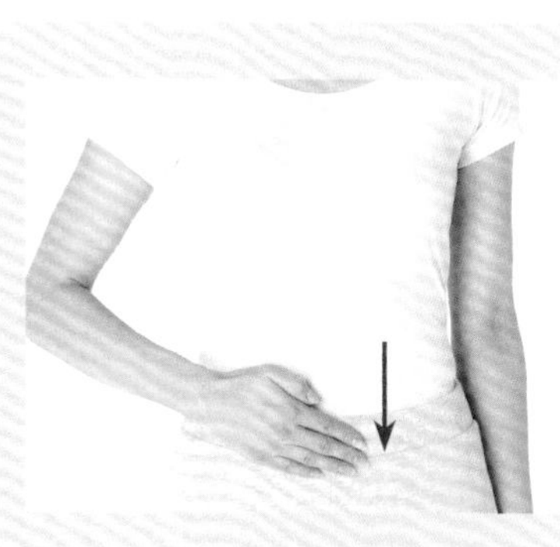

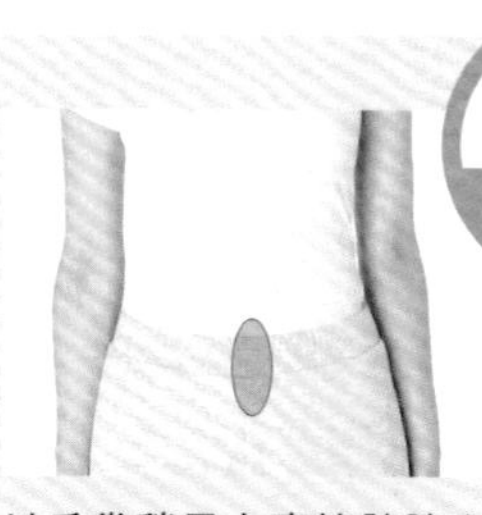

摩擦

以手掌稍用力摩擦肚臍向下約2指的範圍。

對慢性症狀有效的穴位

生理期不順 經前症候群

壓力對女性生理期不順或經前症候群症狀，有很大的影響。

三陰交

對婦科疾病有效

尋找My穴位

沿著腳肌肉按壓三陰交的上下，尋找硬結或壓痛的位置。

基本位置

距內踝的骨頭最高點向上4指寬，脛骨的後側。

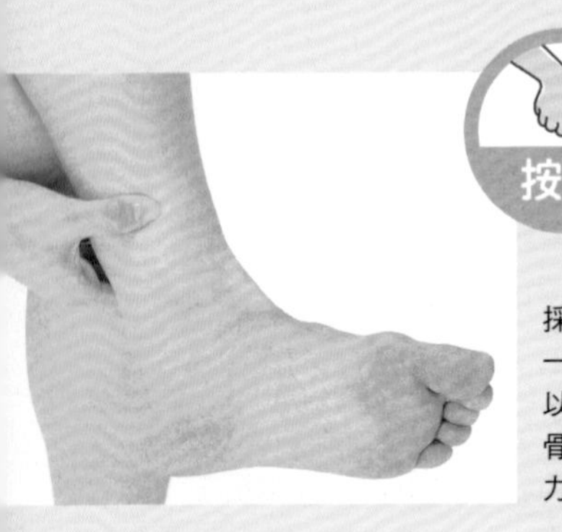

按壓

採坐姿，一腳置於另一腳的膝蓋上固定。以大拇指的指腹朝脛骨方向以舒適痛感的力道按壓。

壓力是引發女性生理期不順與經前症候群的原因之一。壓力會影響肝臟，肝臟異常又會導致女性荷爾蒙產生變化或紊亂。

透過足厥陰肝經使肝臟發揮功能，能夠有效改善這些症狀。肝經的穴位中，又以能夠調節自律神經、改善生殖器官的太衝穴最適合。

脛骨內側有與子宮相關的神經通過，對婦科疾病影響很大。位於此處的三陰交穴可以調整子宮功能改善生理期不適、消除下肢冰冷與水腫，有婦科的萬能穴位之稱，應用在各種症狀上。

太衝

抑制焦躁情緒

尋找My穴位

在太衝所在的骨頭間前後按壓，尋找有舒適痛感的位置。

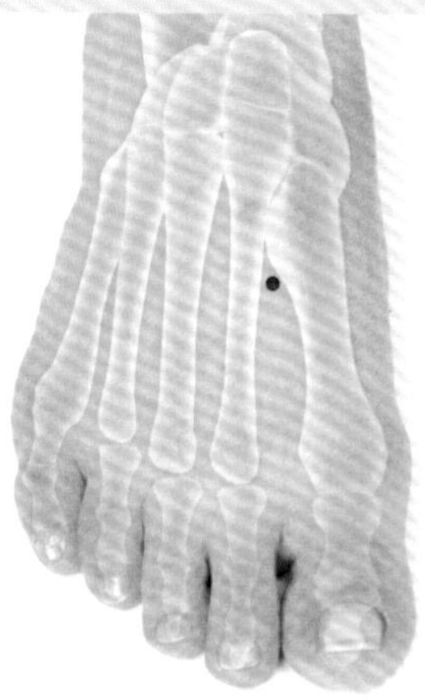

基本位置

手指沿著大腳趾與第二趾的骨頭凹陷往腳根滑去，當手指被擋下處。

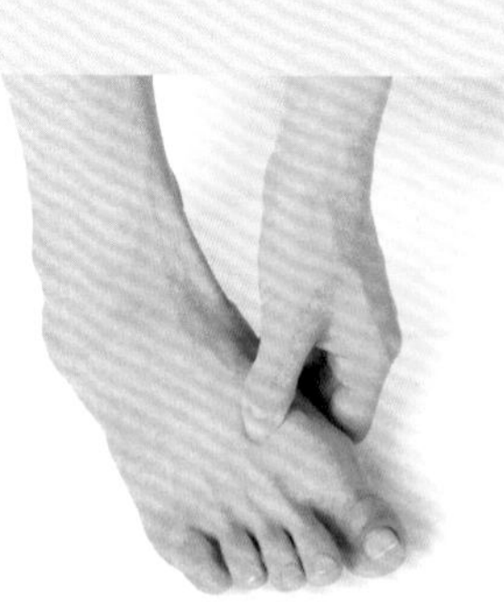

採坐姿，抓住腳掌，將大拇指的指尖放入兩根骨頭間，以舒適痛感的力道按壓。

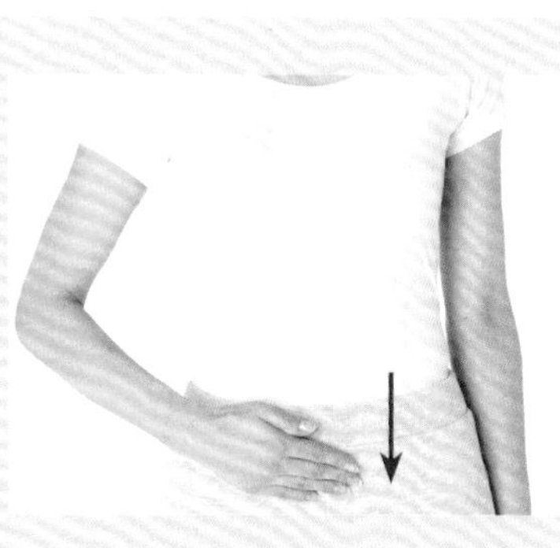

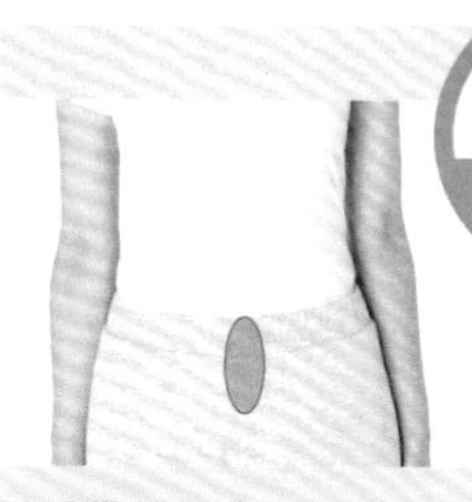

摩擦

以手掌輕輕摩擦肚臍向下4指寬的範圍，利用溫和刺激來調節自律神經。

對慢性症狀有效的穴位

更年期障礙

更年期是指停經前後約10年的時間。更年期障礙則指於這段時間感到的各種不適。

太衝

改善熱潮紅與焦躁感

尋找My穴位

在太衝所在的骨頭間前後按壓，尋找有舒適痛感的位置。

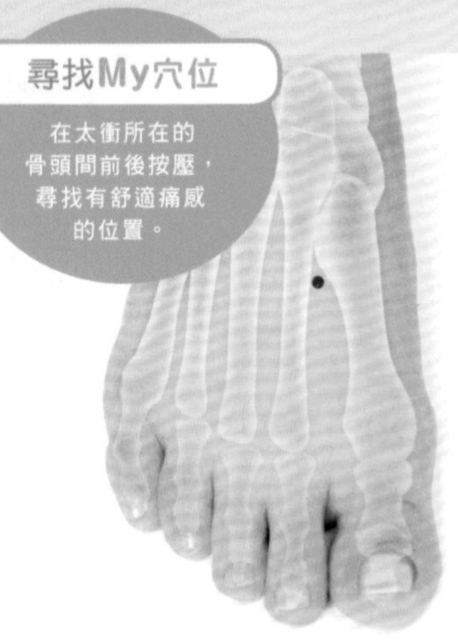

基本位置

手指沿著大腳趾與第二趾的骨頭凹陷處往腳根滑去，當手指被擋下處。

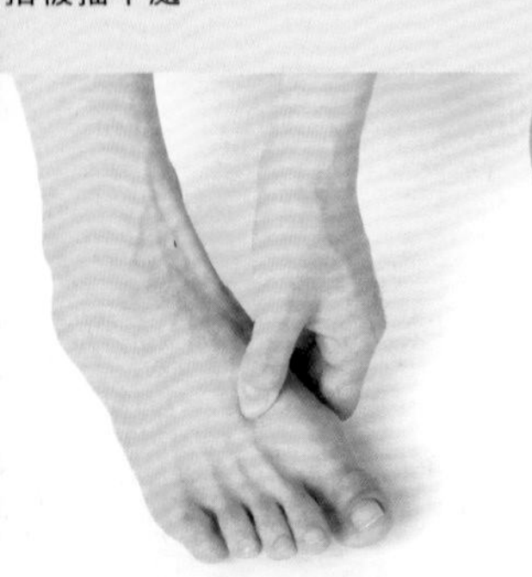

採坐姿，抓住腳掌，將大拇指的指尖放入骨頭間，以舒適痛感的力道按壓。

許多女性在接近停經時，會因雌激素減少導致自律神經紊亂，出現臉部發熱、多汗、焦躁等症狀。

對改善更年期焦躁與熱潮紅有效的是足厥陰肝經上的太衝穴。東洋醫學認為精神不穩是肝功能不適引起的，太衝穴就有調整肝臟功能、穩定精神的作用。至於心悸等與心臟有關的症狀，可按壓手厥陰心包經上的間使穴。因為放鬆效果佳，也能改善自律神經紊亂造成的多汗。

在不安感強烈之時，可輕輕摩擦丹田，暢通氣血循環，維持情緒穩定。

間使

穩定自律神經

尋找My穴位

按摩間使周圍，尋找呼吸變輕鬆的位置。

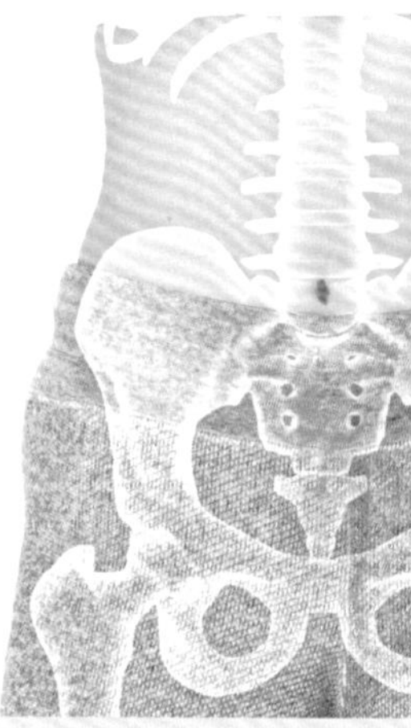

基本位置

手腕橫紋中間朝手肘方向4指寬處。

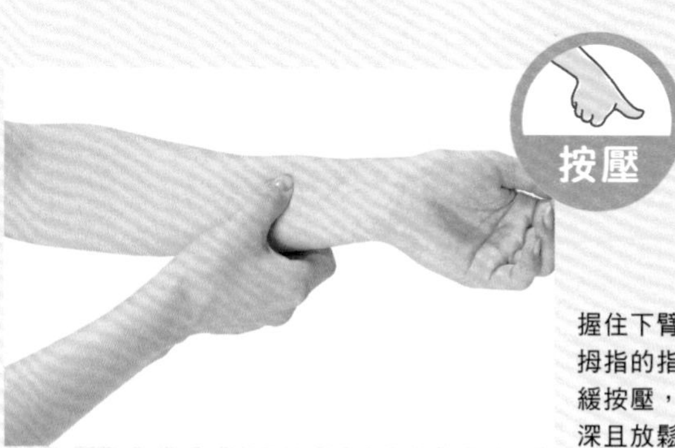

按壓

握住下臂固定，以大拇指的指腹從上方柔緩按壓，感覺呼吸變深且放鬆。

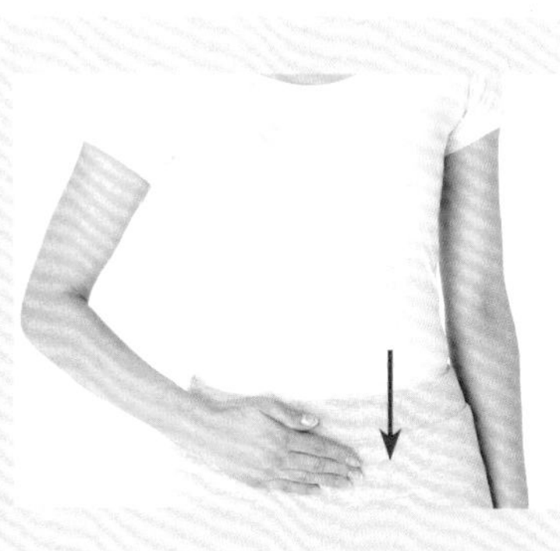

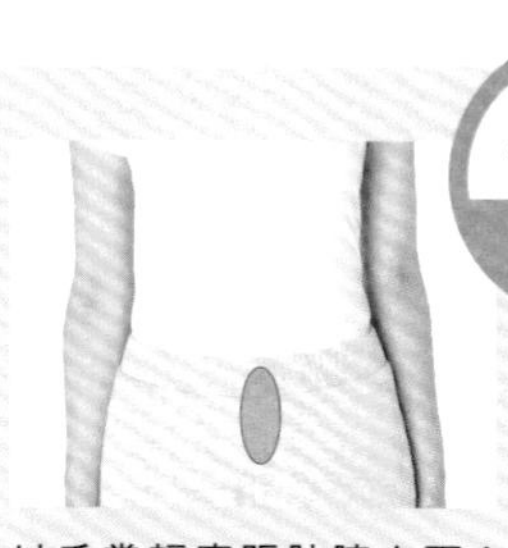

摩擦

以手掌輕摩距肚臍向下4指寬的範圍，不要按壓。

排尿問題

對慢性症狀有效的穴位

按壓與溫熱穴位來改善膀胱炎、頻尿與漏尿等排尿問題。

隨著年齡增長，身體功能逐漸走下坡，容易產生頻尿與漏尿等毛病。尤其是膀胱變敏感的膀胱過動症，困擾著許多高齡者。針對這類泌尿器官的問題，有必要好好保健腎經、膀胱經以及肝經的功能。

足厥陰肝經上的曲泉穴，對膀胱炎與膀胱過動等引起的頻尿有改善效果。如果排尿會痛，就按壓足太陽膀胱經上的崑崙穴，提升泌尿器官功能，緩解症狀。

用手掌摩擦、溫熱下腹部，對頻尿或排尿痛也有幫助，使用暖暖包等溫熱也是一個方法。

曲泉

改善頻尿

尋找My穴位

以曲泉為中心按壓四周約3公分的範圍，尋找硬結或有舒適痛感的位置。

基本位置

膝蓋彎曲時的內側橫紋端點。

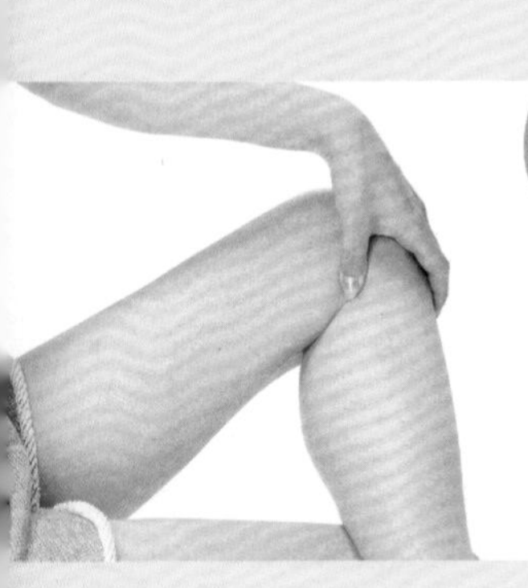

採坐姿，一腳置於另一腳的膝蓋上固定。以大拇指的指腹朝膝蓋方向以舒適痛感的力道按壓。

崑崙

緩和膀胱炎症狀

尋找My穴位

摩擦凹陷處，尋找硬結或壓痛的位置。

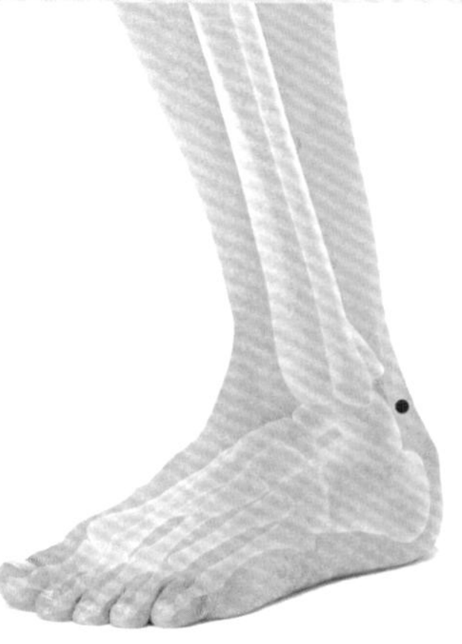

基本位置

外踝與阿基里斯腱間的凹陷處。

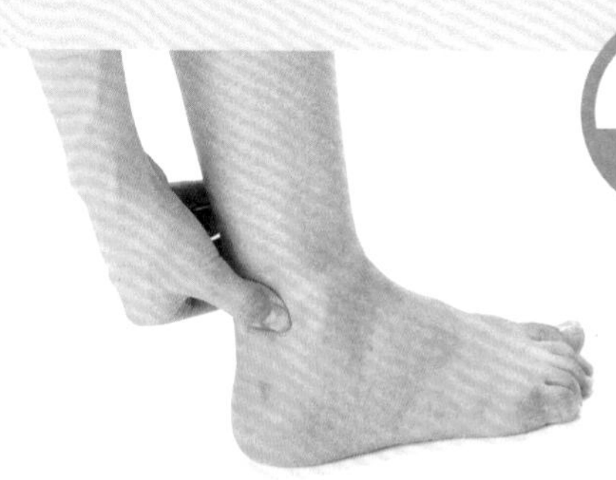

採坐姿，手抓住腳踝，以大拇指溫和按壓。

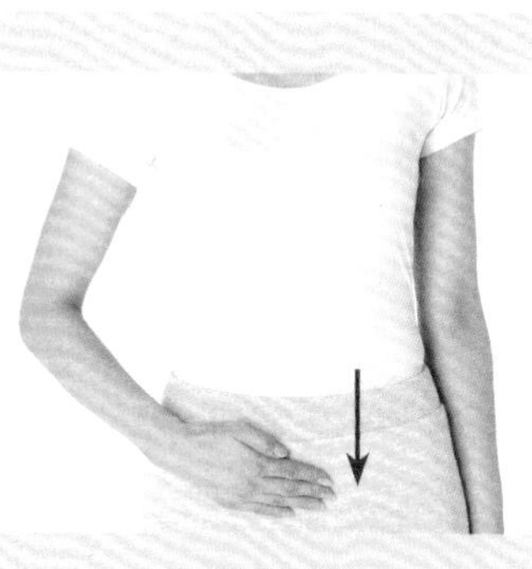

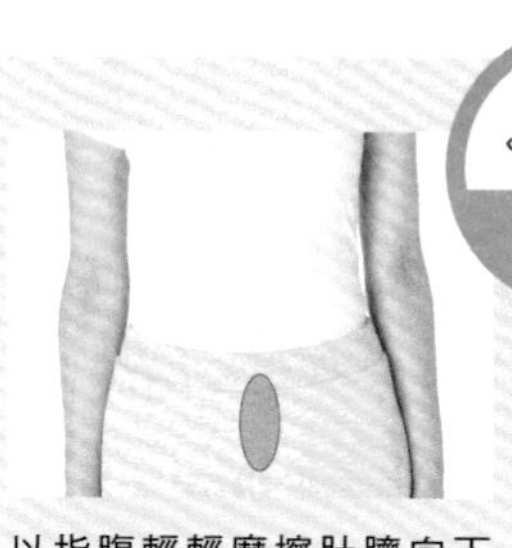

摩擦

以指腹輕輕摩擦肚臍向下4至5指寬的範圍，也可使用暖暖包溫熱。

對慢性症狀有效的穴位

鼻塞

鼻塞常因感冒或花粉症引起，使鼻中的黏膜呈現發炎狀態。

上星

消除鼻塞

尋找My穴位

按壓與搓揉穴位四周，尋找鼻子有感覺的位置。

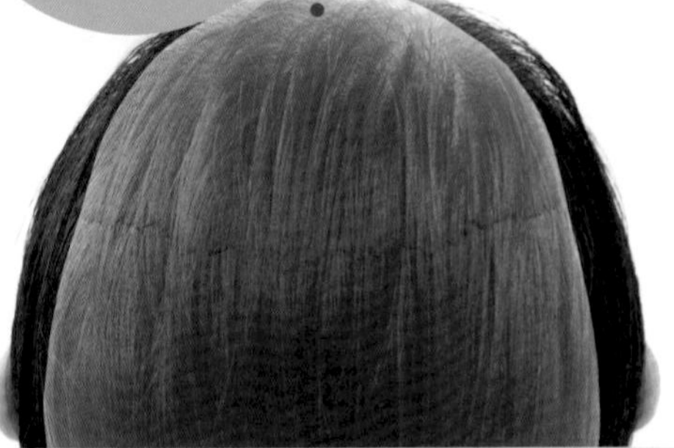

基本位置

額頭前髮際中心向上1指寬處。

按壓

食指疊在中指上增加支撐，以中指的指尖輕柔按壓。

鼻塞是鼻中黏膜發炎造成堵塞，提升血流可以改善發炎。

手陽明大腸經上的合谷穴，自古就有「面口合谷收」的說法，常用來治療臉部的各種症狀。按壓合谷，能夠暢通臉部血流，改善鼻塞症狀。同屬大腸經的迎香穴（P142）對鼻疾也有效。依症狀而異，若出現疼痛，就沿著經絡摩擦。

中國古代文獻中有記載上星這個特效穴位。用力按壓，鼻子感受刺激，表示有效，請一邊感覺一邊按壓。

合谷

改善臉部血流

尋找My穴位

沿著食指側的骨頭按壓，尋找感覺鼻子變通的位置。

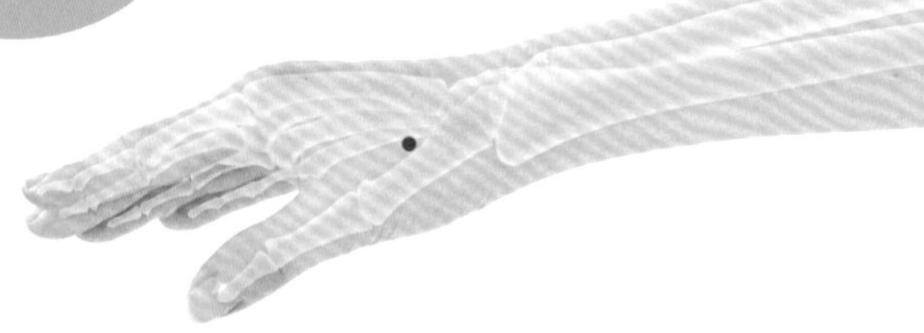

基本位置

手背的大拇指與食指之間。食指下方的骨頭中央。

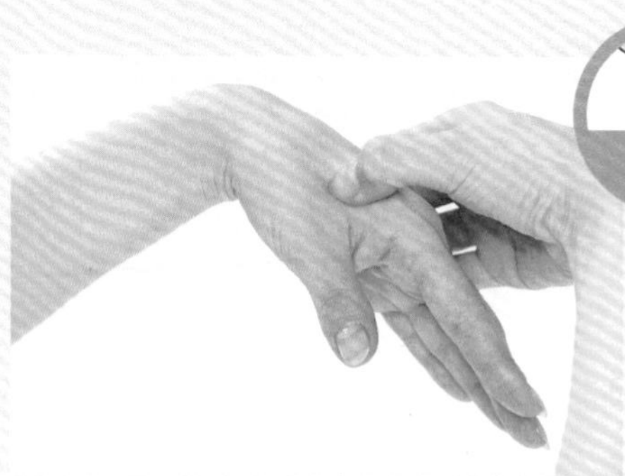

按壓

以大拇指的指尖朝食指的骨頭下方按壓。視鼻子暢通的程度調整按壓力道。

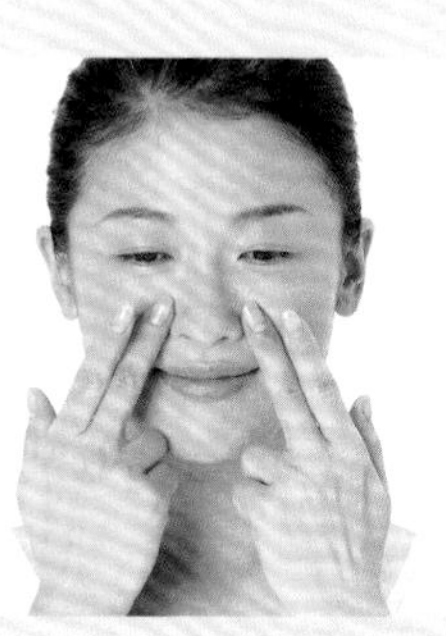

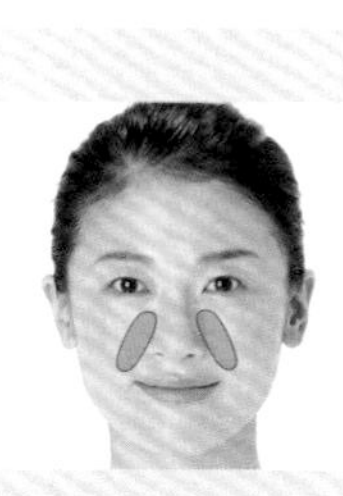

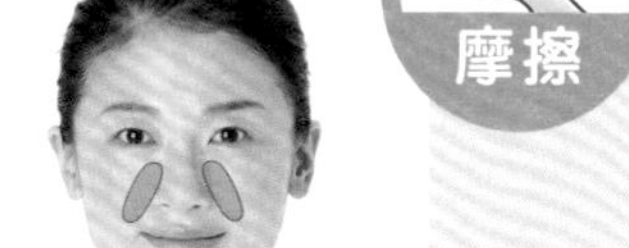

摩擦

以食指與中指輕摩鼻翼的兩旁。盡量使左右邊的力道一致。

對慢性症狀有效的穴位

胃下垂 食欲不振

消化不良與食欲不振，主要是胃功能低下與壓力造成的。

懸鐘

促進胃部運作

尋找My穴位

手指在以懸鐘為起點的上下約3公分範圍移動按壓，尋找硬結或壓痛的位置。

基本位置

外踝的骨頭最高點向上4指寬處。

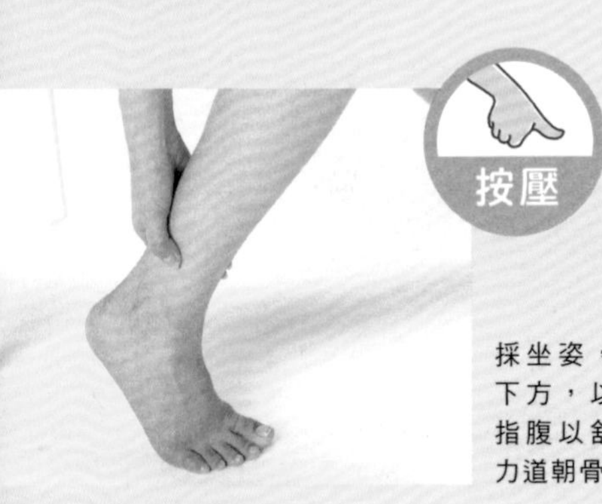

採坐姿，手握脛骨下方，以大拇指的指腹以舒適痛感的力道朝骨頭按壓。

萬能穴位足三里，對於飲食過量引起的胃下垂或食欲不振等胃部疾病，也能發揮功效。因為屬於足陽明胃經，刺激這裡會增加胃黏膜的血流與加快胃部蠕動。

足少陽膽經上的懸鐘穴，是對胃部不適效果極佳的穴位。膽經通過肝與膽，有促進內臟運作的功用。除此之外，不容穴也能抑制反胃或消化不良。不容穴所在的腹部上半區，禁不起強烈刺激，最好溫柔輕摩來疏通血流，讓胃部恢復正常運作。

足三里

促進腸胃血流通暢

尋找My穴位

以足三里為中心按壓約2公分的周邊，尋找硬結或有舒適痛感的位置。

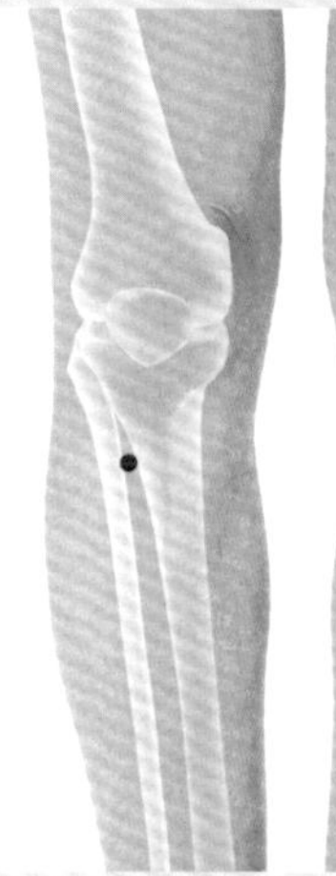

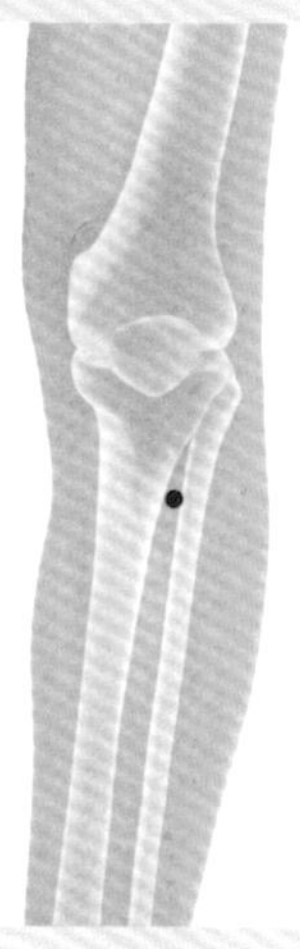

基本位置

膝蓋彎曲時膝蓋骨的外側會出現凹陷，以此凹陷為起點向下4指寬處。

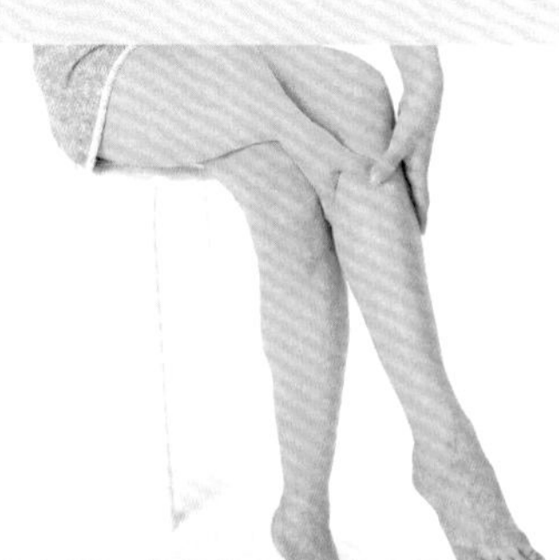

按壓

採坐姿，雙手握住膝蓋下方，以兩根大拇指的指腹按壓。如果太痛可改成單手按。

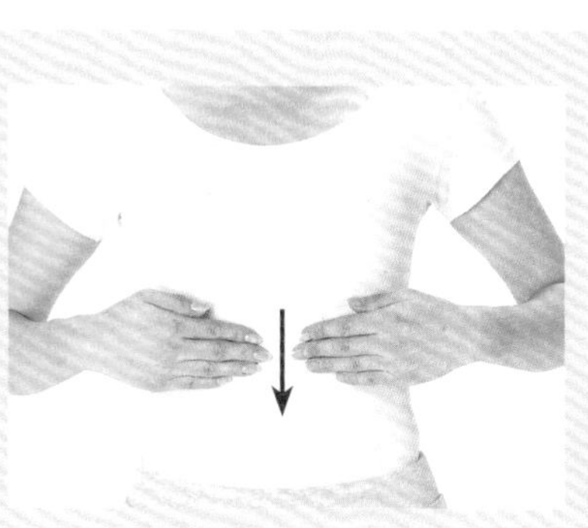

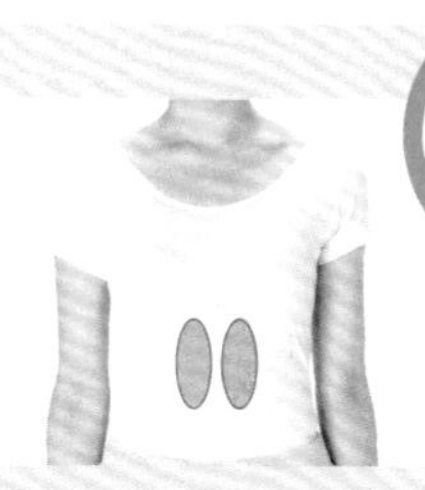

摩擦

雙手放在胸部下方的身體正中向兩側2指寬的位置，以指腹輕力摩擦。

Column

聊聊耳穴

耳穴療法起源於歐洲

耳穴療法起源於古代，在古希臘的文獻中有記載相關療效。這個流傳下來的民間療法，於1950年由法國醫生保羅．諾吉爾（Paul Nogier）確立了它的理論。

當時他所提倡的耳穴並非以經絡為基礎的經穴，而是反射區的概念。令人意外的是，中國真正將耳穴療法體系化，是在諾吉爾發表學說之後。

也因為這段淵源，耳穴療法分成中國式與法國式發展，目前兩者的效果均廣為人知。

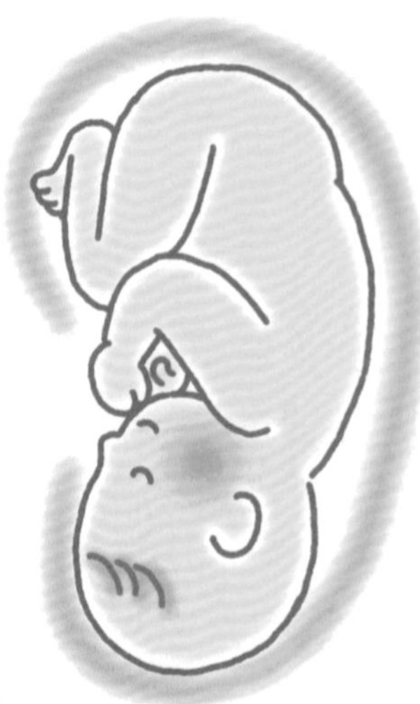

胎兒的身體與耳穴的關係

提到耳穴先驅諾吉爾，他以「胚胎倒置」耳穴圖而聞名。

隨著刺激耳朵進行治療的研究進展，諾吉爾發現耳朵的形狀很像倒置的胎兒，而且耳穴影響的器官與胎兒的器官位置一致。受到此一啟示，他認為耳朵如同反應全身器官的感應器。

將下圖與照片做比較，便能明白胎兒的身體與耳穴的共通點，例如包含頭部有效穴位的反射區，若投影到胎兒的頭部，結果是重疊的。

目前已經確認的耳穴有100個以上，此一發現對研究的發展可說影響至巨。

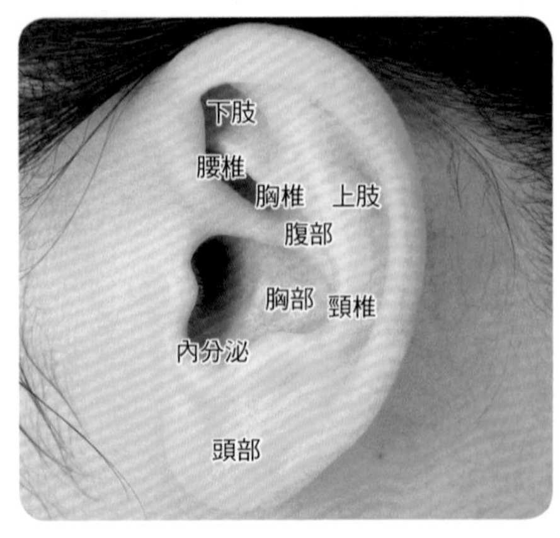

第七章

紓解抑鬱心情與焦躁不安

對心理不適有效的穴位

精神狀態與身體健康習習相關。

身體舒服，

心理自然也能穩定平和。

按壓穴位讓身體有活力，

找回健康的心理吧。

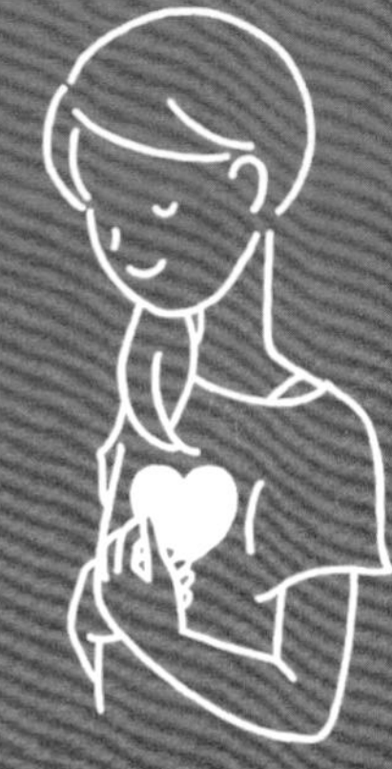

抑鬱狀態

對心理不適有效的穴位

心情抑鬱有時身體也會出現症狀，必須及早從身心兩方面進行保健。

上天柱

強化心理

尋找My穴位

環繞上天柱的周圍按壓，尋找硬結或舒適痛感的位置。

基本位置

頸部後方兩條粗大肌肉連接頭蓋骨的位置。

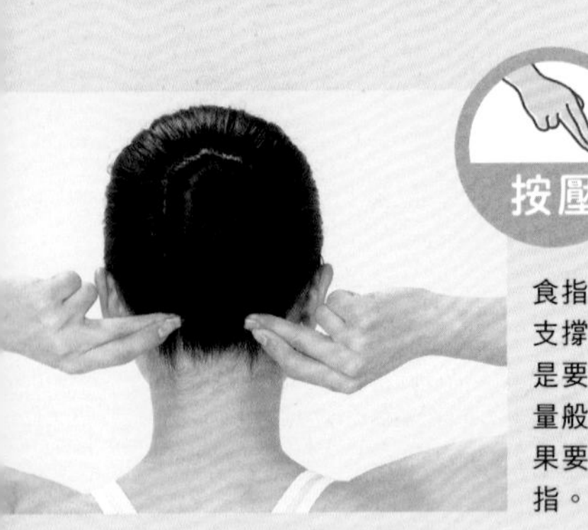

按壓

食指疊在中指上增加支撐，頭微後仰，像是要以手撐住頭部重量般以中指按壓。如果要強壓可改用大拇指。

處於抑鬱狀態的人，脖子的肌肉大多很僵硬。按壓穴位緩解頸部僵硬，也能為心理帶來正面影響。

最容易僵硬的是頸部後方一條稱為頭半棘肌的粗大肌肉與頭蓋骨相連的部分。按壓這裡的上天柱穴，可達到舒緩效果。位於頸部前方的胸鎖乳突筋也是容易變硬的部位，可按壓扶突穴，將肌肉鬆開就能得到放鬆。

最近已知藉由皮膚按摩等刺激，對精神有直接的作用。胸部聚集了與心理有很強關聯的穴位與神經，所以輕柔摩擦胸部來穩定心情吧！

扶突

放鬆身心

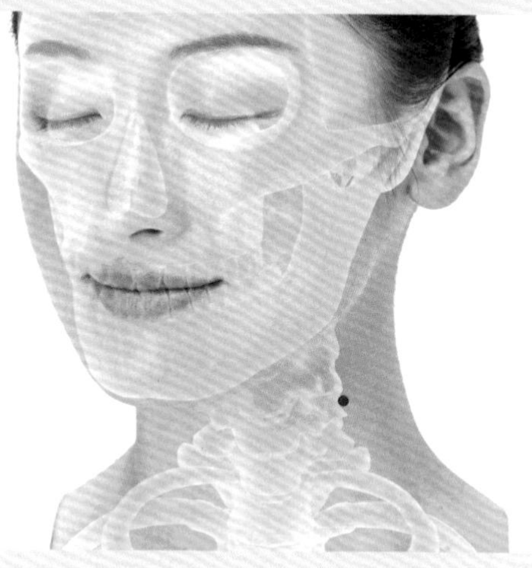

尋找My穴位

用手指抓捏扶突所在的肌肉，上下移動，尋找疼痛的位置。

基本位置

下巴側偏時所浮現的粗筋中間，即與喉結同高的位置。

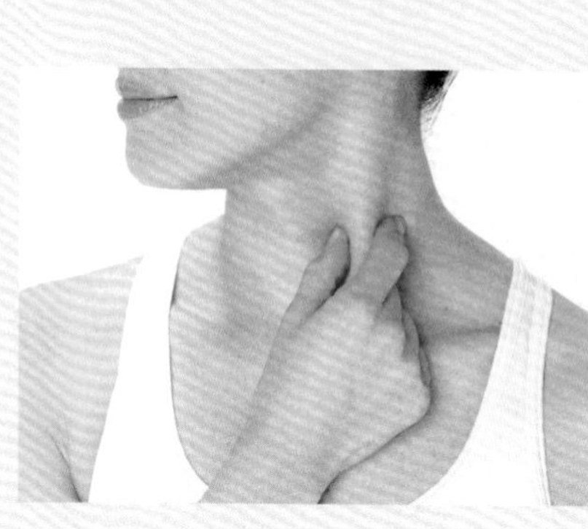

以大拇指與食指的指尖輕輕抓捏扶突所在的頸部肌肉，施加刺激。

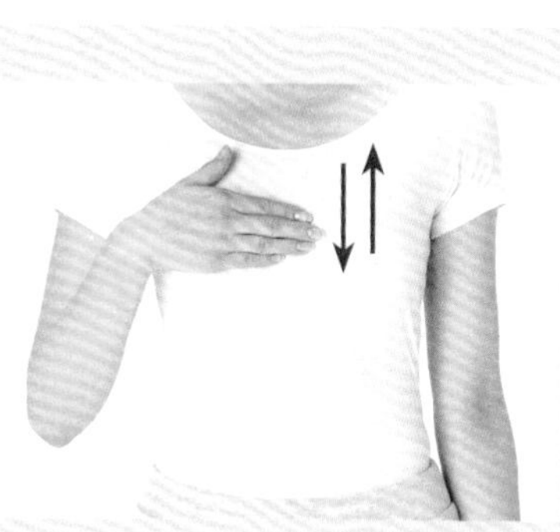

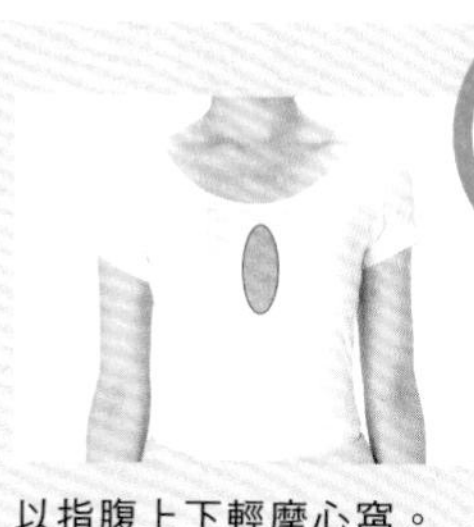

以指腹上下輕摩心窩。

失眠

對心理不適有效的穴位

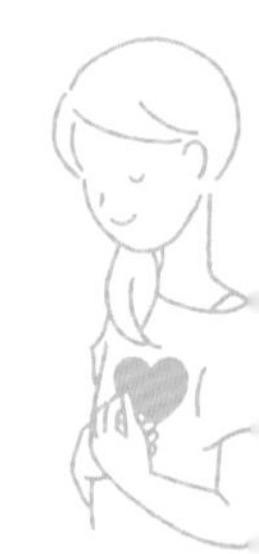

失眠有不同型態，像是不易入睡或睡眠中醒來好幾次……

湧泉

治療失眠

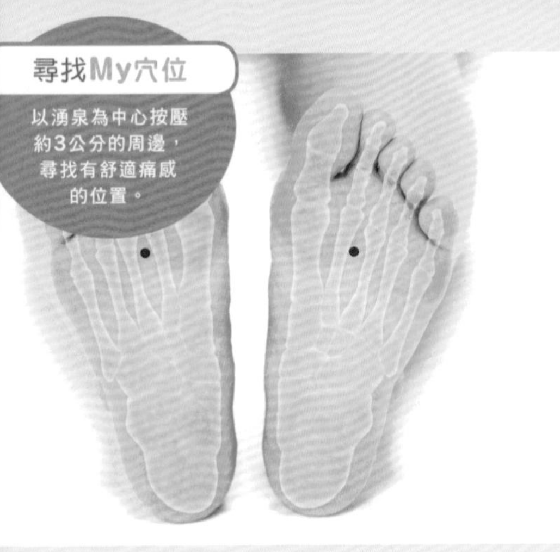

基本位置

位於足底，將腳趾用力往上翹時腳心的最凹處。

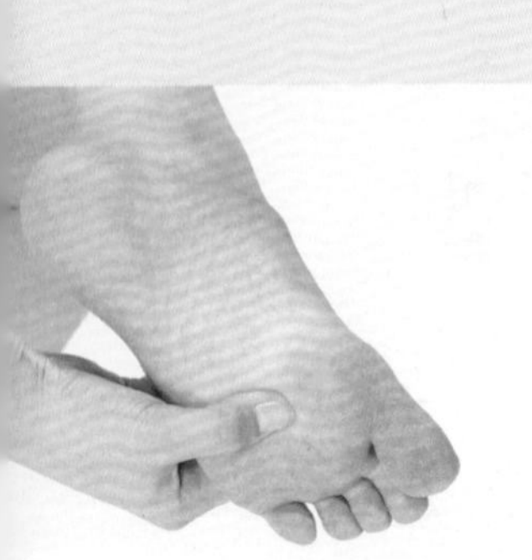

採坐姿，一腳置於另一腳的膝蓋上固定，以雙手或單手的大拇指揉按。

壓力與生活週期混亂造成的失眠，可以藉由消除身心疲勞與調節自律神經平衡，逐漸加以改善。

足少陰腎經上的湧泉穴，是促進氣循環、調理身體狀態的穴位，對失眠也有效。但是強壓反而會讓人清醒，請以揉開般的感覺輕按。耳後的完骨穴是改善不易入睡的穴位，也請以舒適痛感的力道慢慢按壓。

摩擦後背的上半部，將自律神經由交感神經切換成副交感神經占優勢，讓人擁有安穩的睡眠。

完骨

改善不易入睡

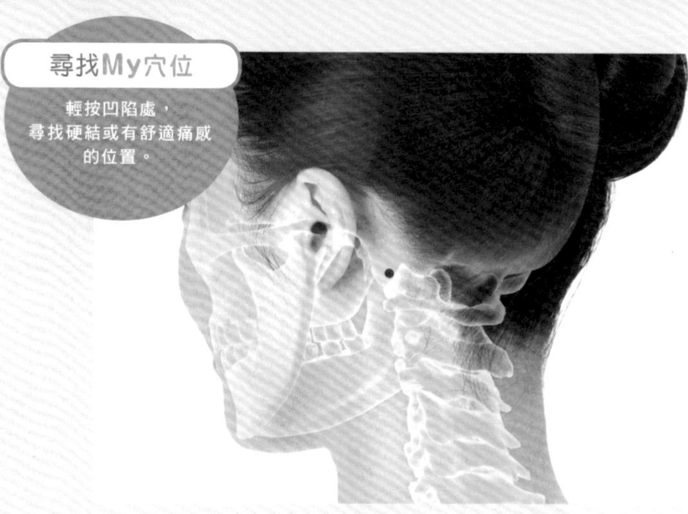

基本位置

緊鄰耳後突出骨頭後方下面的凹陷處。

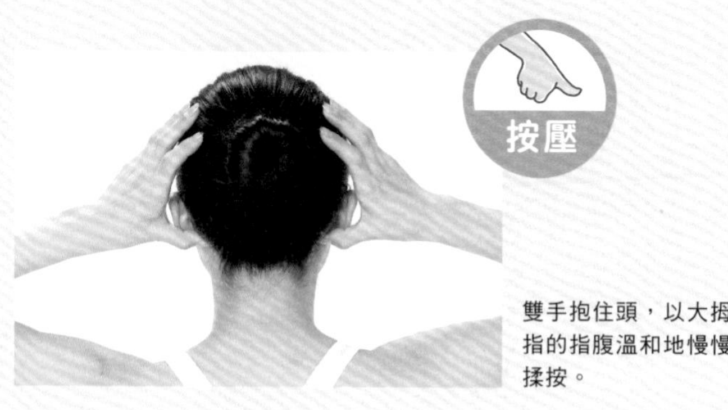

雙手抱住頭，以大拇指的指腹溫和地慢慢揉按。

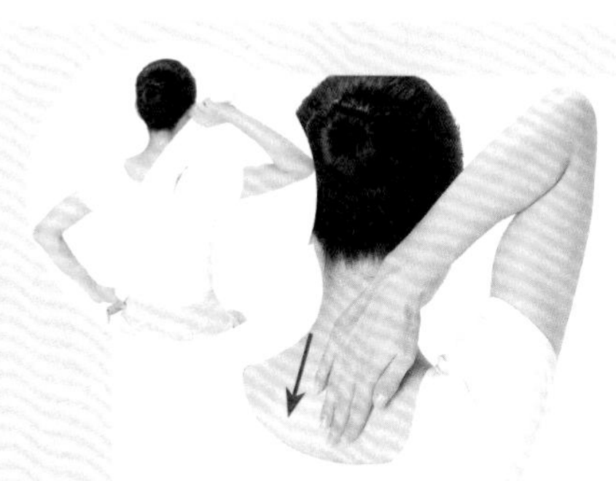

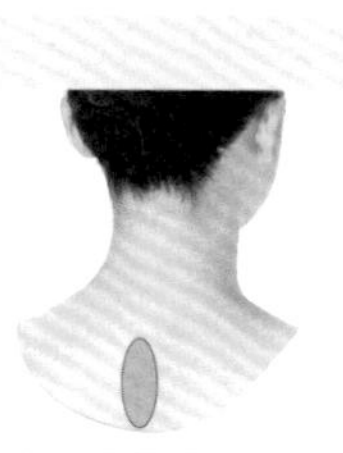

頭微前傾，在頸根部突起的骨頭向下3節脊椎骨的位置，以指腹或毛巾輕摩。

焦躁

對心理不適有效的穴位

焦躁若持續太久會打亂自律神經，進而影響到身體的健康。

焦躁在西醫不算一種疾病，東洋醫學則利用穴位刺激與漢方進行治療。首先就來試試簡單易做的穴位按壓。

東洋醫學認為焦躁是肝功能不良引起的，所以要刺激足厥陰肝經。位在此經絡上的太衝穴，有健全肝功能、穩定心神的作用。另外，手太陰肺經上的魚際穴，可讓呼吸變得順暢，消除緊張。位在手掌，當情緒太過高亢就立刻按壓此穴。

刺激背部的上半部也能穩定情緒，可用毛巾摩擦或是貼上暖暖包溫熱。

太衝

穩定心神

尋找My穴位

在太衝所在的骨頭間前後按壓，尋找有舒適痛感的位置。

基本位置

以手指沿著大腳趾與第二趾的骨頭凹陷處往腳根滑去，當手指被擋下處。

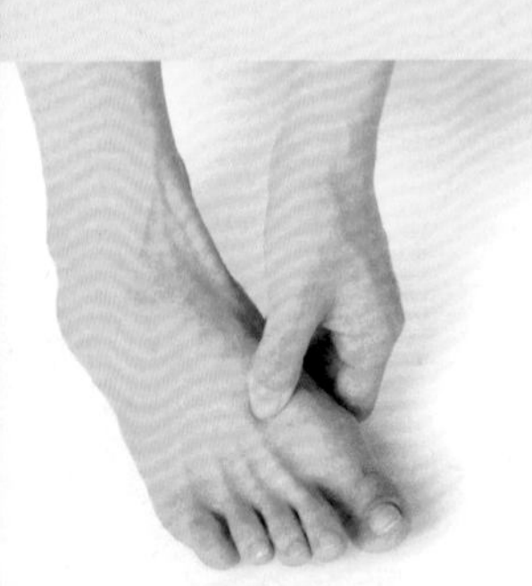

採坐姿，抓住腳掌，將大拇指的指尖放入骨頭間，以舒適痛感的力道按壓。

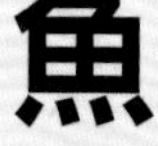
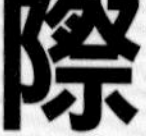

魚際

解除緊張

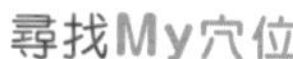

以魚際為起點朝手指方向按壓，尋找有舒適痛感的位置。

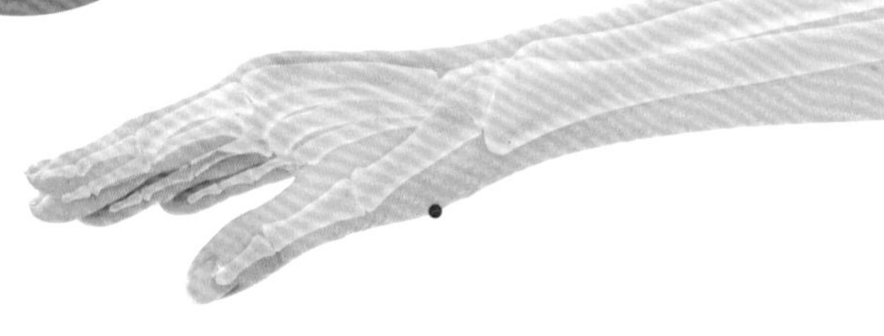

基本位置

手掌側大拇指下方隆起的外側。約在大拇指根部與手腕的中間。

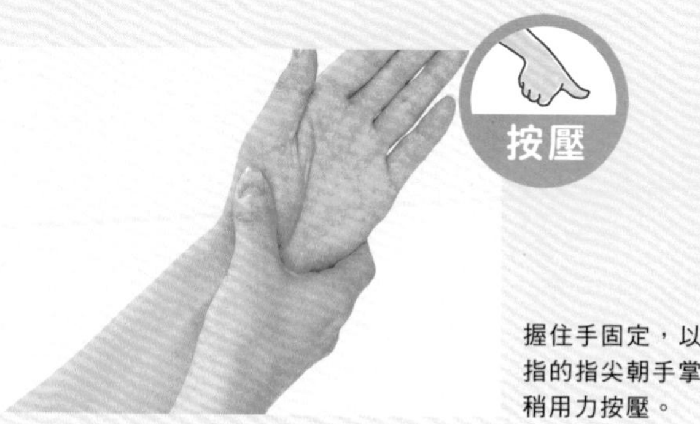

按壓

握住手固定，以大拇指的指尖朝手掌中央稍用力按壓。

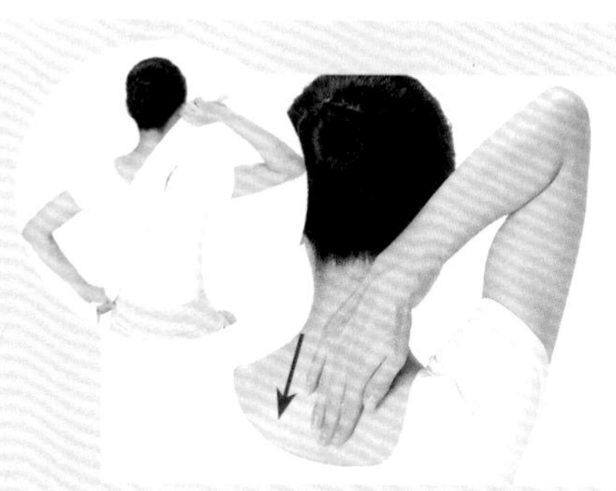

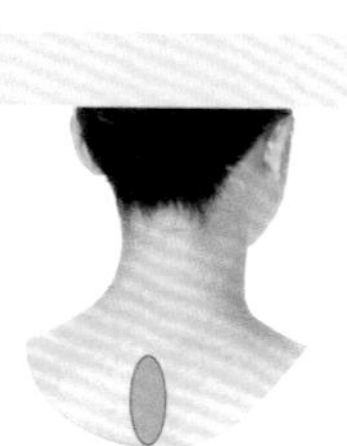

摩擦

頭微前傾，在頸根部突起的骨頭向下3節脊椎骨的位置，以指腹或毛巾溫和摩擦。

精神不振

對心理不適有效的穴位

身心疲倦，做什麼都提不起勁時，就按壓穴位來提升力氣吧！

做什麼事都提不起勁，全身無力，是氣不足的「氣虛」狀態。此時要按壓為身心注入元氣的代表性穴位足三里穴。屬於足陽明胃經的足三里穴，有調整腸胃功能、促進食物營養吸收、恢復體力的作用，也能暢通氣的運行，增進活力。

另外推薦的穴位是抑制交感神經、活絡副交感神經的囟會穴，稍用力按壓，就會湧出幹勁。

按壓穴位後，可以再用點力摩擦介於心窩到肚臍的腹部範圍，恢復氣力。

囟會

使頭腦清醒

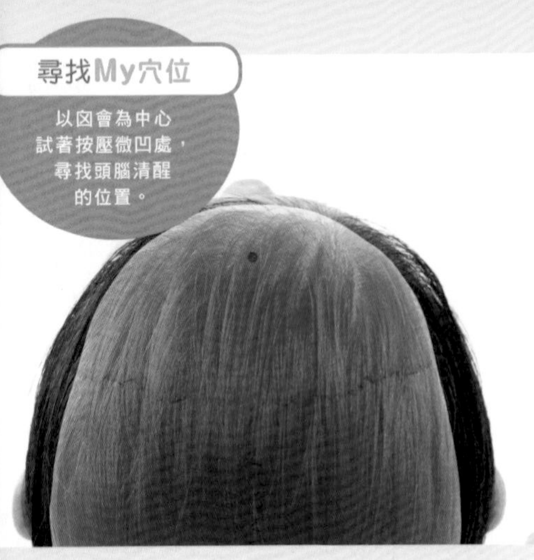

尋找My穴位

以囟會為中心試著按壓微凹處，尋找頭腦清醒的位置。

基本位置

鼻筋至頭頂的延長線上，由前髮際向上3指寬處。

按壓

食指疊在中指上增加支撐，垂直向下按壓。先輕按，再視身體狀況慢慢加強力道。

足三里

為身體注入活力

尋找My穴位

以足三里為中心按壓約2公分的周邊，尋找硬結或有舒適痛感的位置。

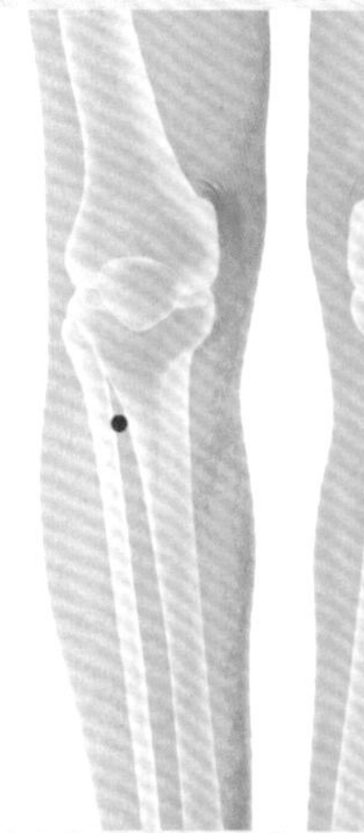

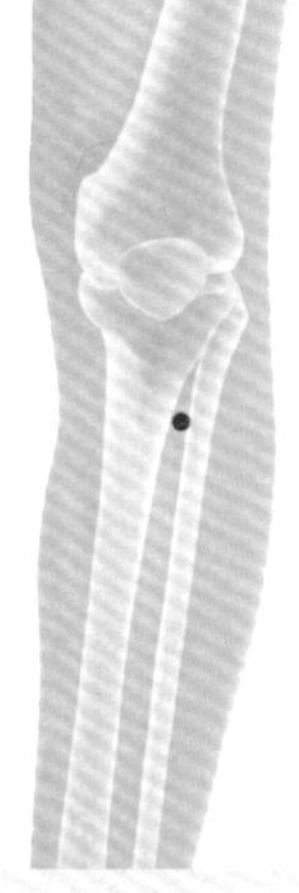

基本位置

膝蓋彎曲時膝蓋骨的外側會出現凹陷，從凹陷向下4指寬處。

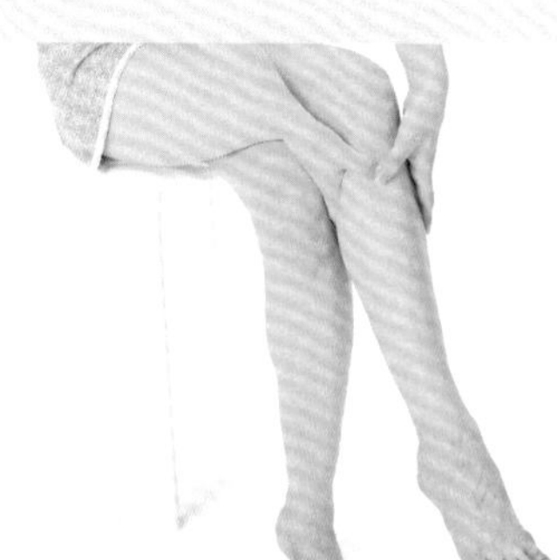

採坐姿，雙手握住膝蓋下方，以兩根大拇指的指腹按壓。如果太痛可改成單手按。

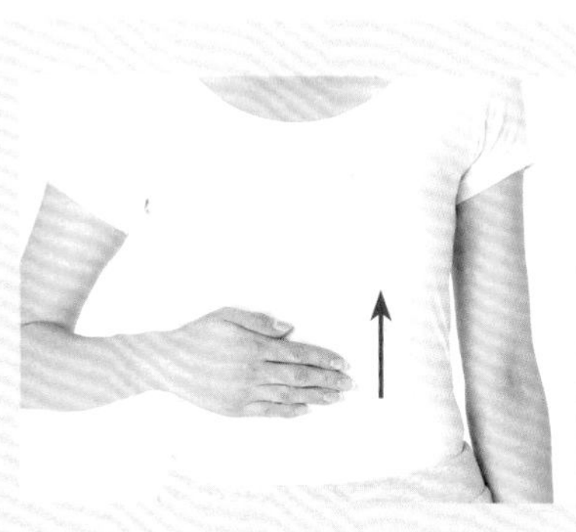

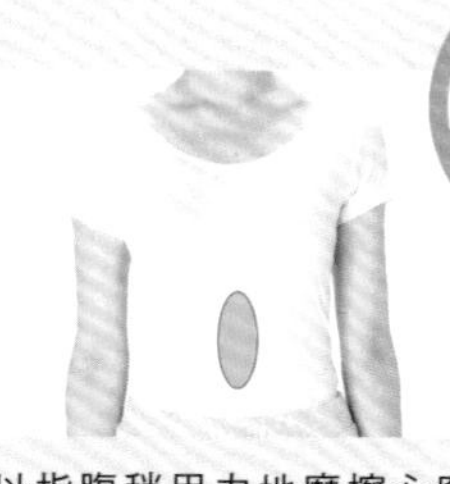

摩擦

以指腹稍用力地摩擦心窩到肚臍的範圍。

不安

對心理不適有效的穴位

心理狀態與身體的健康密切相關，
提高身體機能也能慢慢消除不安情緒。

在心理不安的狀態下，呼吸會變淺，氣停滯不前。一旦感覺不安，就按壓手厥陰心包經上的間使穴。不僅能加深呼吸、提升心臟功能，對不安伴隨的心悸與喘不過氣也有效。

壓力引發的不安，可按壓足少陽膽經上的陽陵泉穴。自古就有「練膽力」的說法，膽功能提升就能培養氣力。

當心臟功能變差，背部會拱成圓形、胸部縮起，使氣的循環變差。稍用力摩擦胸部中央，讓氣流暢通。

陽陵泉

培養氣力

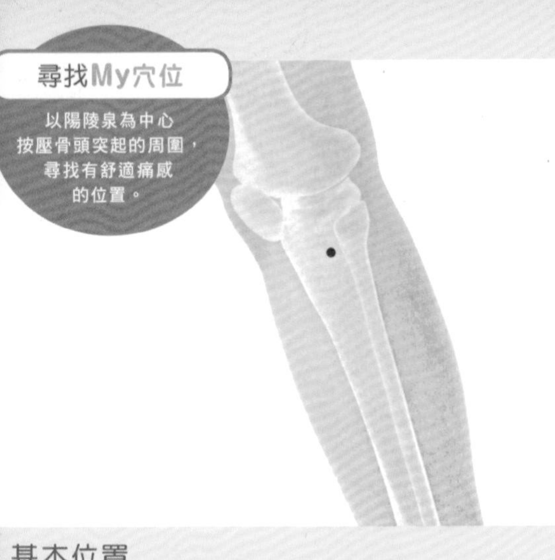

尋找My穴位

以陽陵泉為中心按壓骨頭突起的周圍，尋找有舒適痛感的位置。

基本位置

膝蓋外側下方，骨頭突起的前下方凹陷處。

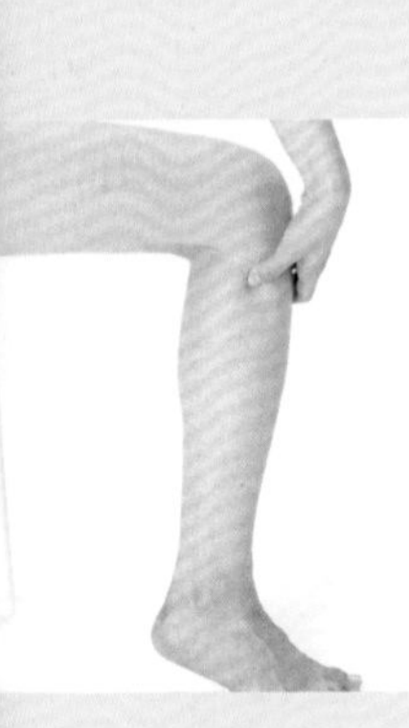

採坐姿，單手抓握膝蓋，以拇指的指腹以舒適痛感的力道按壓。

間使

穩定心情

尋找My穴位

稍用力在間使的周圍摩動，尋找感到呼吸輕鬆的位置。

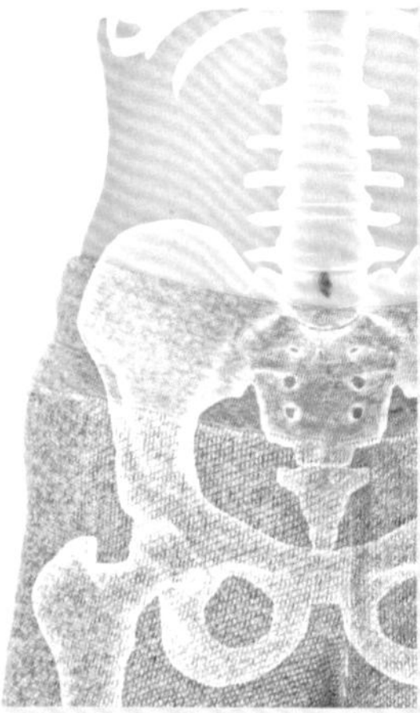

基本位置

手腕橫紋正中往手肘方向4指寬處。

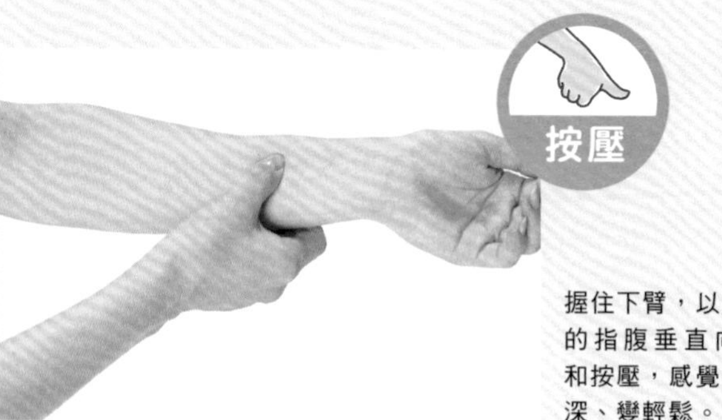

按壓

握住下臂，以大拇指的指腹垂直向下溫和按壓，感覺呼吸變深、變輕鬆。

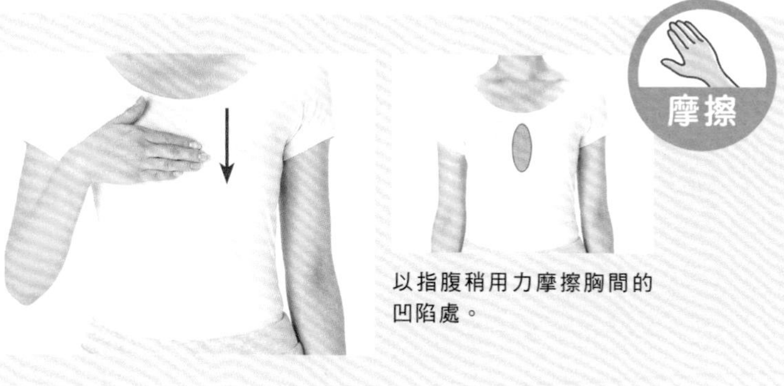

摩擦

以指腹稍用力摩擦胸間的凹陷處。

Column

以芳香療法保健自我心理

有益身心的自然療法

針灸是日本自古流傳的民間療法，芳香療法（Aromatherapy）則是歐美各國的主流民間療法。顧名思義，芳香療法是使用萃取自植物有效成分的精油，達到身心保健的自然療法，也就是藉助植物固有的香氣與各種作用，維持身心的平衡。

方法包括嗅聞、吸入、稀釋後塗抹肌膚等。要不要試著將芳香療法的放鬆與治療效果導入生活，打造一個療癒時光呢？

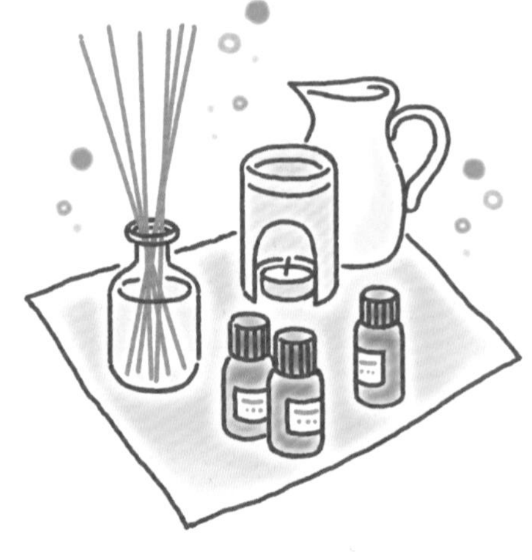

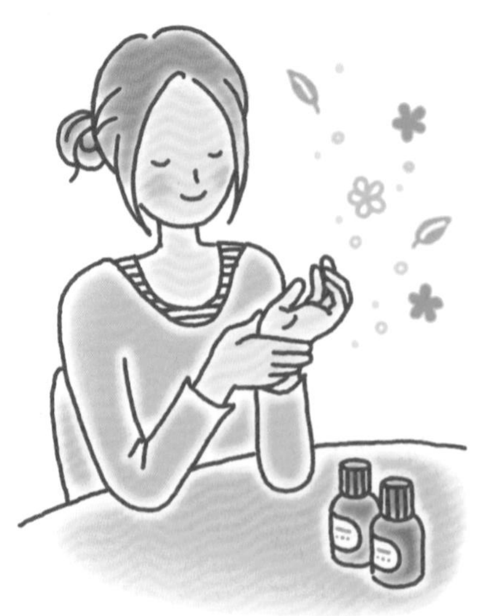

如何選購精油

精油是透過精製的植物成分，帶給身心不同的影響。先瞭解精油的特性，再根據不適症狀選擇有效且聞起來覺得舒服的味道。

芳香療法對心理的保健特別有效。被喜歡的香氣環繞，心情也跟著變好。想帶著好心情入睡、希望神清氣爽、想要放鬆，就依自己的需求選擇精油，配合生活場景使用。如果在按壓穴位的同時，能一邊透過芳香療法放鬆身心，效果會更好。

第八章

養成穴位按壓習慣，擁有健康美

對美容有效的穴位

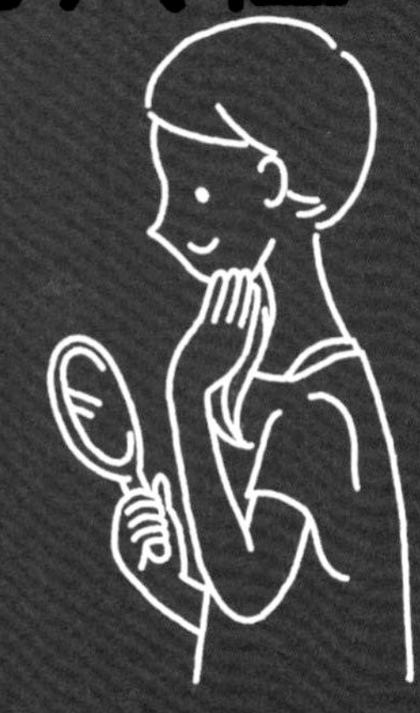

美麗之鑰在健康。

看起來年輕的人，

是因為體內健康所以年輕。

一起來提升氣、血、水的循環，

維持水潤與美麗吧！

對美容有效的穴位

提升代謝

提升新陳代謝是減重與抗老的關鍵，按壓穴位可讓身體維持不易發胖狀態。

合谷

消除便祕

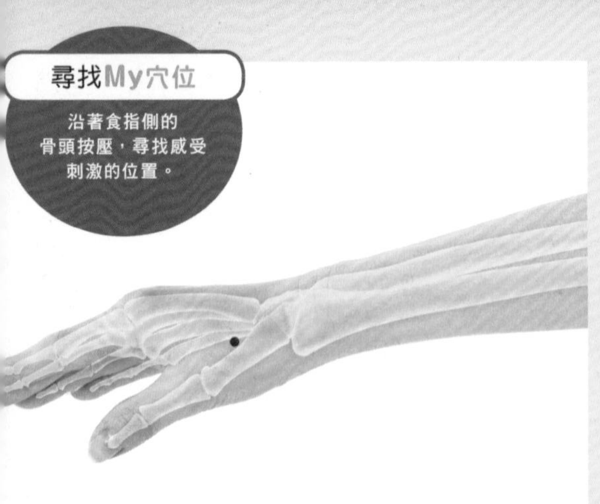

基本位置

手掌的大拇指與食指之間，食指下方骨頭的中央。

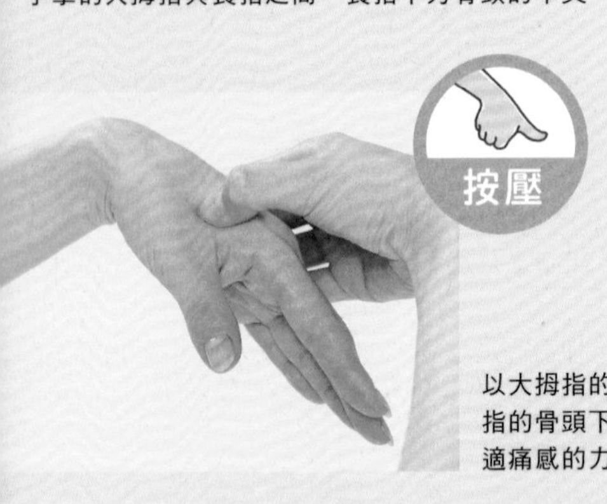

以大拇指的指尖朝食指的骨頭下方，以舒適痛感的力道按壓。

隨著年齡增長，身體功能將因氣、血、水不足開始走下坡，整個身體變寒使得代謝低落、變胖等，出現老態。

因此，步入中年之後，就必須注重飲食與運動，以及按壓穴位促進血流等，透過各種努力，維持身體不易發胖。

足三里穴有改善腸胃功能，使身體活性化的作用，合谷穴能提升大腸運作，消除便祕。這兩個穴位也都能製造更多氣血，促進循環與提高代謝。再搭配摩擦增進循環的下腹部穴位，效果更佳。

足三里

活化身體

尋找My穴位

以足三里為中心按壓約2公分的周邊，尋找硬結或有舒適痛感的位置。

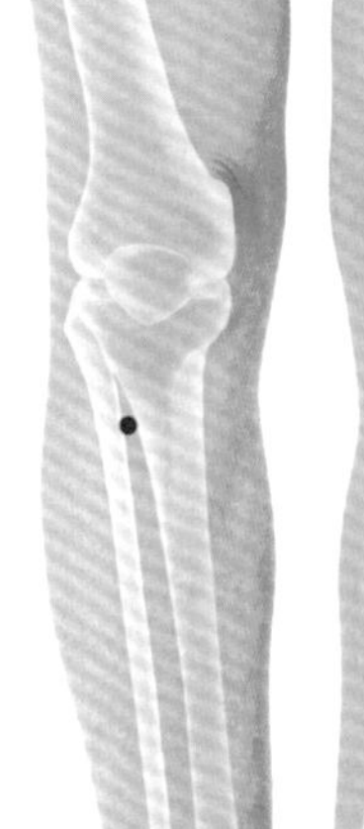
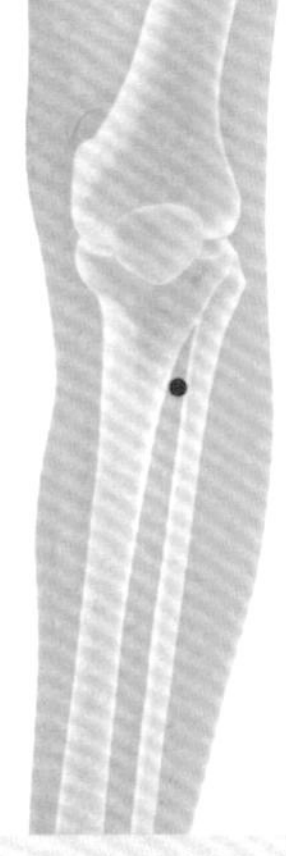

基本位置

膝蓋彎曲時在膝蓋骨下方的外側會有個凹陷，從凹陷向下4指寬處。

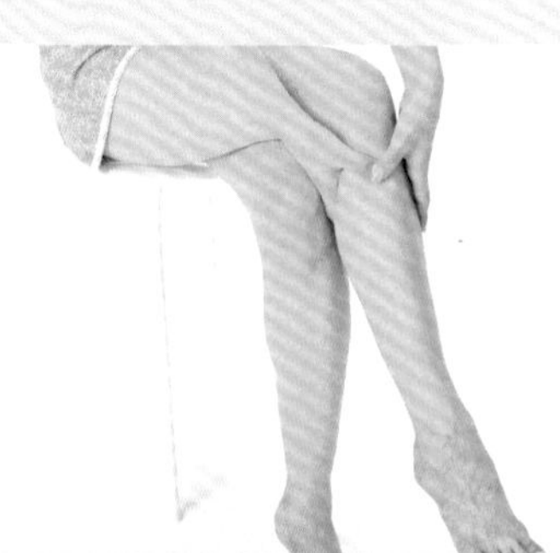

採坐姿，雙手握住膝蓋下方，以兩根大拇指的指腹按壓。如果太痛可改成單手按。

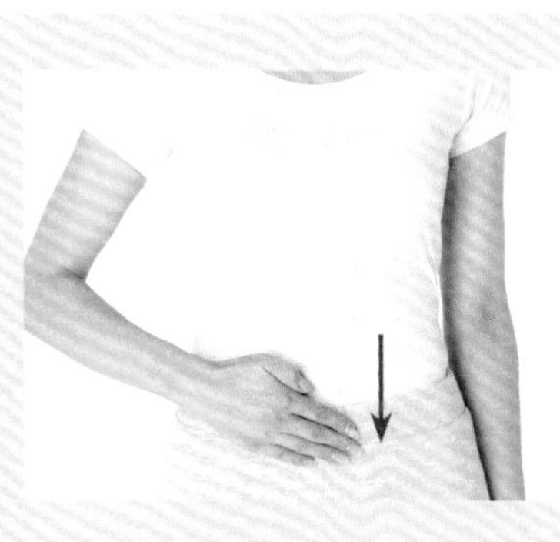
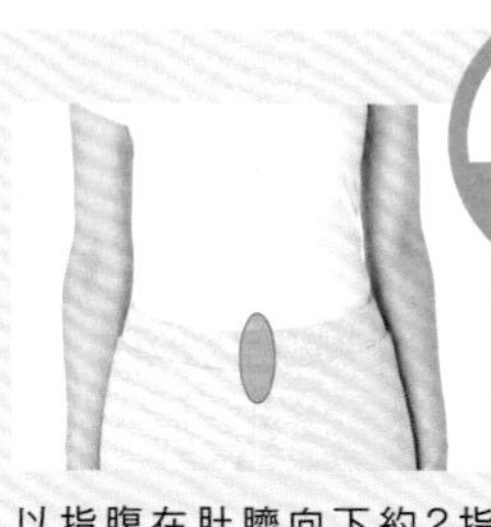

摩擦

以指腹在肚臍向下約2指的範圍稍用力摩擦。

養成正確的保健習慣，充分體驗這樣的成效吧！

瘦臉 對美容有效的穴位

按壓穴位消除水腫是瘦臉的方法之一，喝酒的隔天或生理期前按壓效果很明顯。

翳風

改善臉部血流

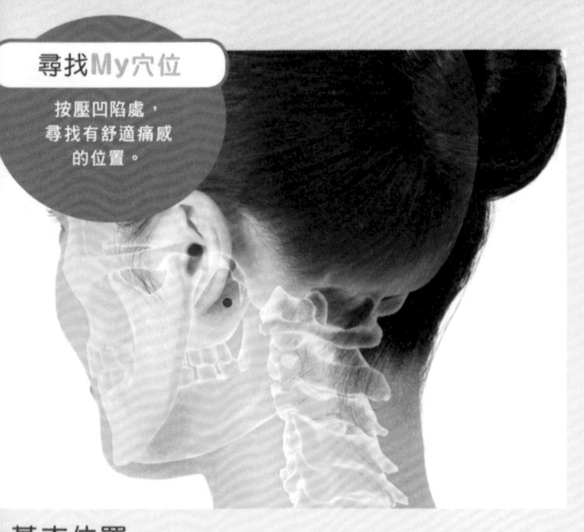

基本位置
耳垂後方的凹陷處。

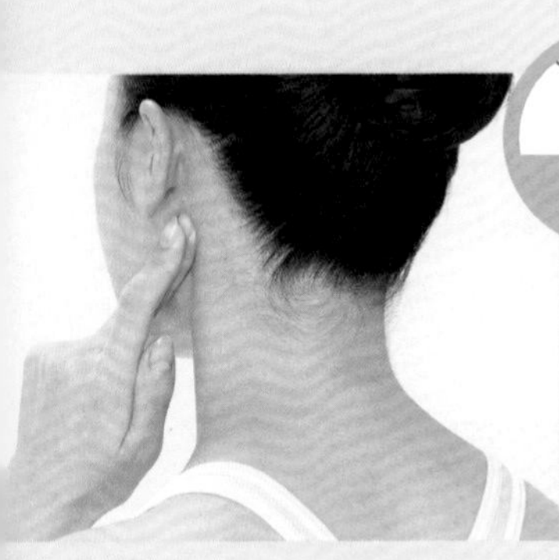

按壓

頭微偏一邊，將食指疊在中指上增加支撐，以中指的指腹以舒適痛感的力道朝斜上方按壓。

要呈現緊緻臉龐，消除水腫不可少。在活動臉部肌肉的神經上有個翳風穴，按壓這裡不僅可以讓臉部的氣、血循環變好消除水腫，還能刺激活動內臟的神經，提升代謝。另外，足太陰脾經上的陰陵泉穴，也能消除臉部水腫，因為是暢通水循環的穴位，按壓就能顯現利落的臉部輪廓。

頸部旁的胸鎖乳突肌背側，分布許多繞行於臉部的血管與神經，沿著這裡的肌肉摩擦，有助於排除老舊廢物。

陰陵泉

消除水腫

尋找My穴位

由手指被擋下的位置沿骨頭內側按壓，尋找硬結或壓痛的位置。

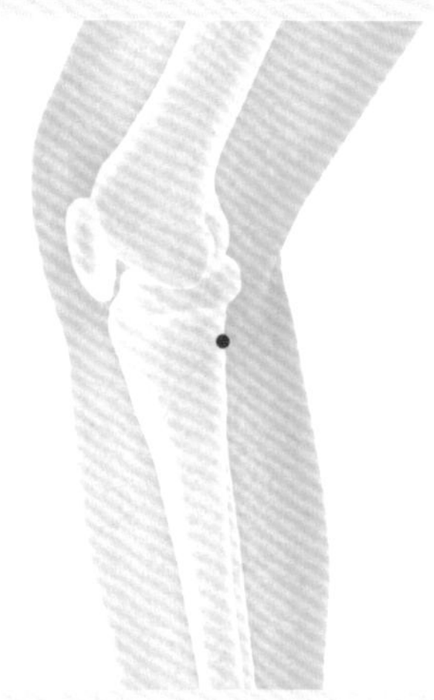

基本位置

採坐姿，膝蓋立起，手指沿脛骨內側向上滑動到手指被擋下處，膝蓋下方脛骨的內側。

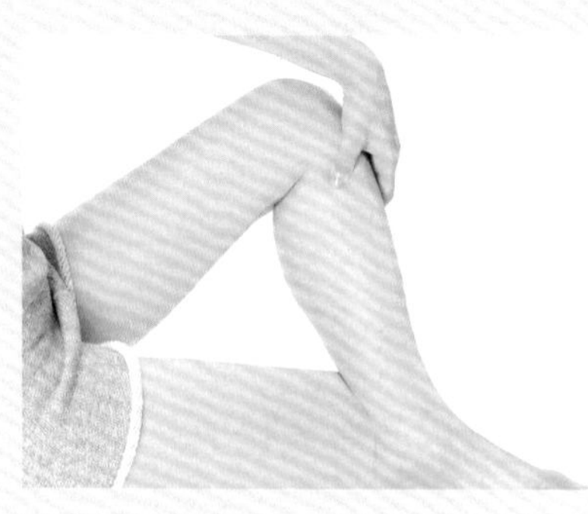

採坐姿，抓握膝蓋，以大拇指的指尖稍用力按壓。

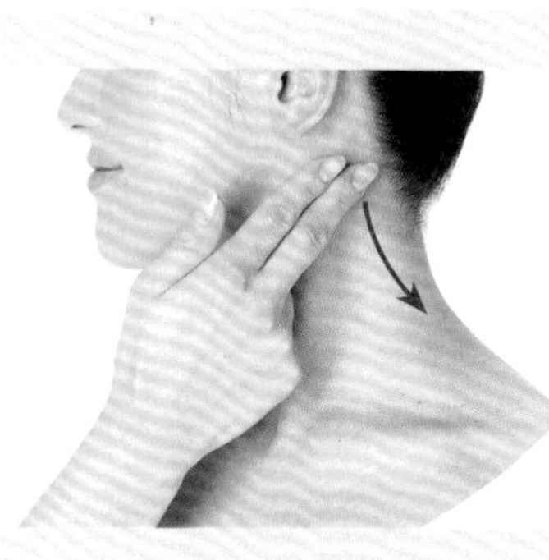

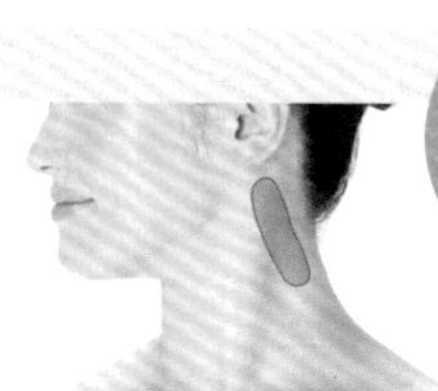

臉偏向一邊，伸展頸部肌肉。以食指與中指的指腹由耳朵下方輕摩頸部粗大肌肉的背側。

對美容有效的穴位

黑眼圈 膚色暗沉

黑眼圈與肌膚暗沉會讓整張臉顯得暗淡無光，改善血液循環來打造亮麗肌膚吧！

三陰交

加速血流

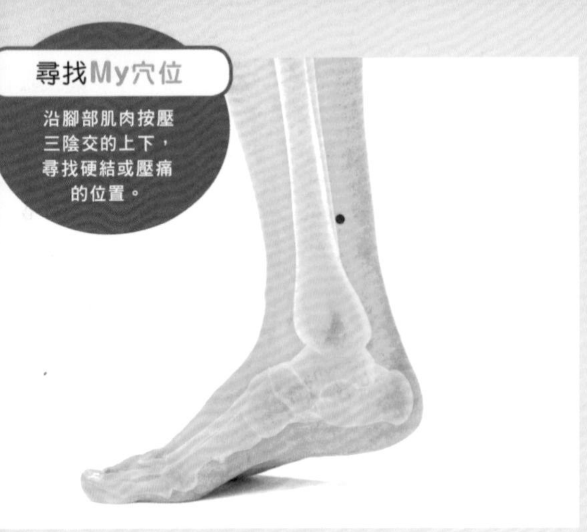

尋找My穴位

沿腳部肌肉按壓三陰交的上下，尋找硬結或壓痛的位置。

基本位置

內踝的骨頭最高點向上4指寬，脛骨的後側。

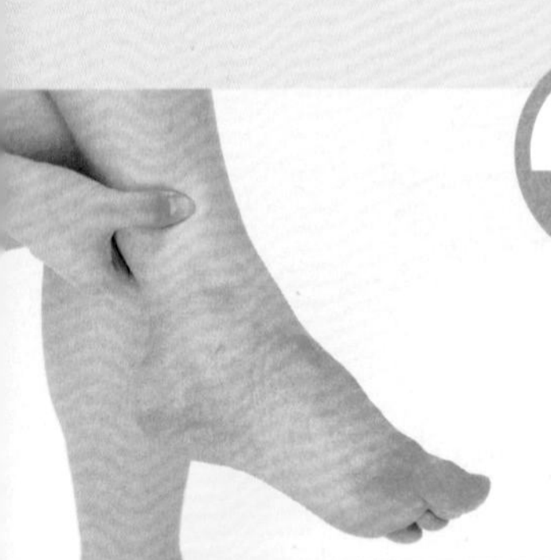

按壓

採坐姿，一腳置於另一腳上固定。以大拇指的指腹朝脛骨方向以舒適痛感的力道按壓。

臉部的黑眼圈與暗沉是血液循環不良所致，也是畏寒與婦科疾病患者常見的症狀。

三陰交穴對血流停滯與婦科疾病十分有效，當血流通暢，體溫升高，生殖器官的功能也將隨之提升。因嚴重經痛有貧血傾向而無法消除黑眼圈的人，最適合按壓這個穴位。大巨穴也有改善血流的效果，可透過經絡改善臉部的各種症狀，臉部暗沉效果尤佳。

眼睛下方聚集了促進血流的穴位與神經，但因為比較敏感，輕摩即可，避免強烈刺激。

大巨

有效改善臉部暗沉

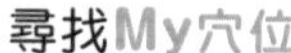

以大巨為中心按壓約3公分的周邊，尋找有舒適痛感的位置。

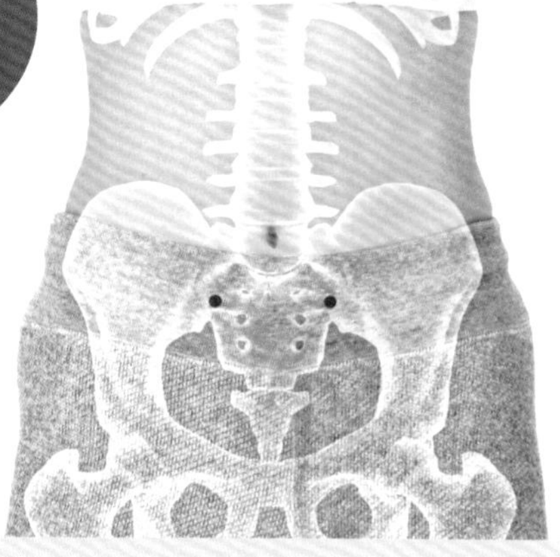

基本位置

肚臍中間向左右側3指寬再向下3指寬處。

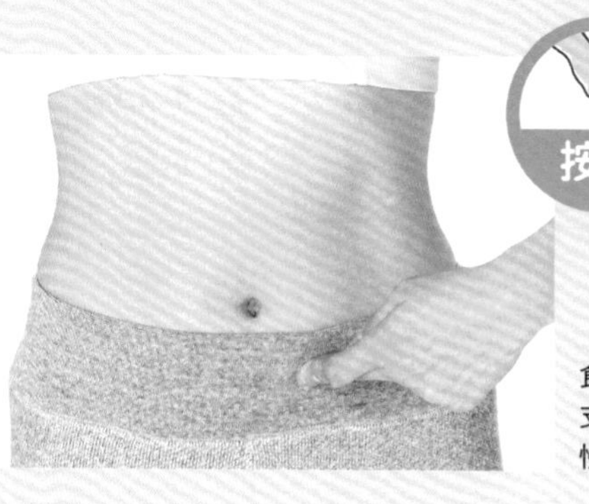

按壓

食指疊在中指上增加支撐，以中指的指腹慢慢輕柔按壓。

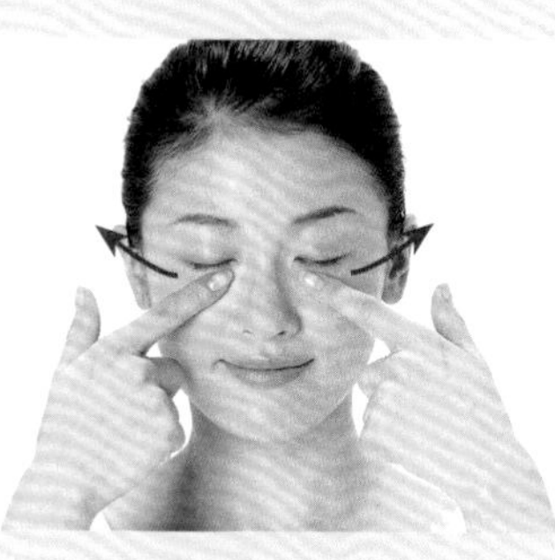

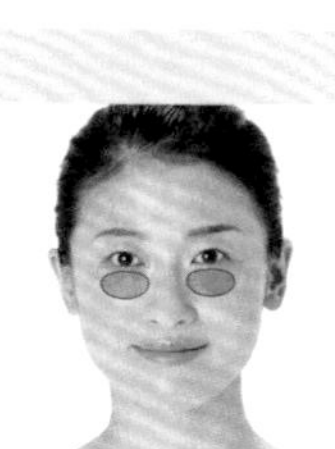

摩擦

食指的指腹沿著眼睛下方的骨頭輕輕撫摩。

對美容有效的穴位

肌膚粗糙

肌膚粗糙的主因在於生活不規律與荷爾蒙失調。改善肌膚不需依賴化妝品，就從體內開始做起！

曲池

解除便祕

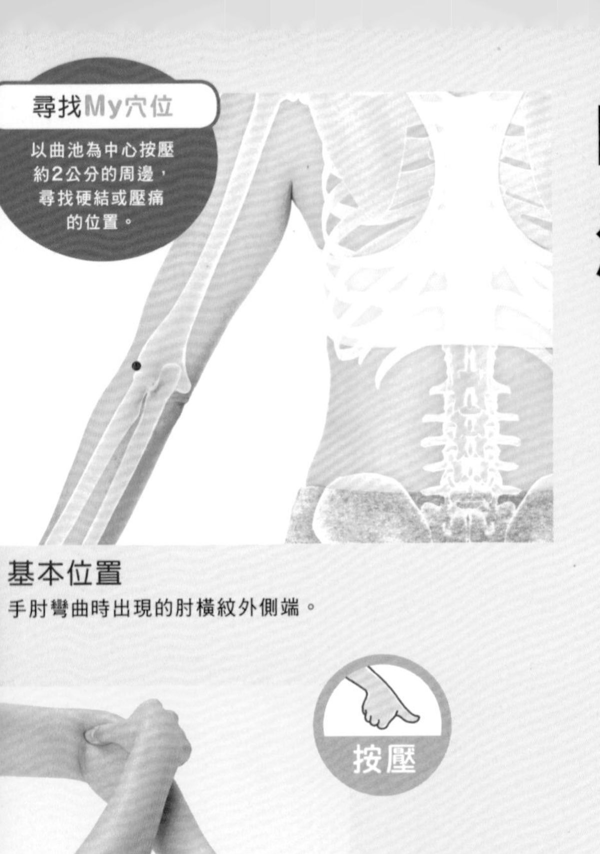

尋找My穴位

以曲池為中心按壓約2公分的周邊，尋找硬結或壓痛的位置。

基本位置

手肘彎曲時出現的肘橫紋外側端。

按壓

以大拇指的指尖稍用力垂直下壓。也可以像揉開硬結般地按壓。

就像大家知道的，有便祕時容易長痘痘或暗瘡，使皮膚變得粗糙。

刺激手陽明大腸經，活絡腸道蠕動可有效改善這樣的皮膚問題。東洋醫學認為皮膚疾病與肺有關，大腸經會影響肺，從這點來看是有效的。

位在這條經絡上的曲池穴，可解除便祕消除臉部痘瘡。另一個有活化整體皮膚、改善粗糙效果的穴位是肩髃穴。若能搭配頸部按摩，效果更好，提升淋巴液或氣的循環，讓肌膚變得明亮。

肩髃

改善肌膚粗糙

尋找My穴位

以肩髃為中心按壓周圍約3公分的範圍，確認肩膀感受刺激的位置。

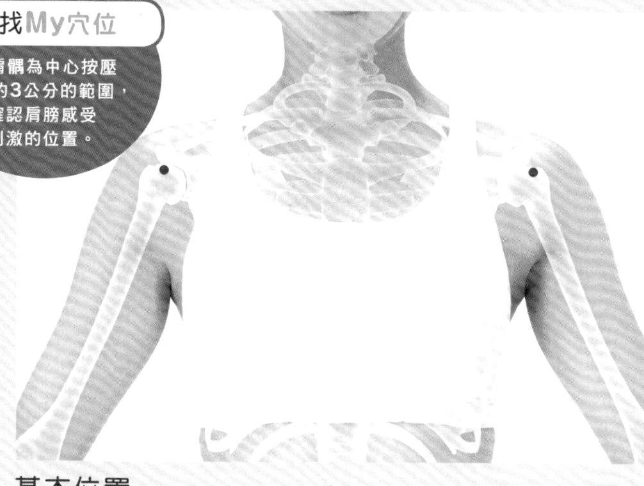

基本位置

肩膀水平舉起時肩頭兩旁的凹陷處。

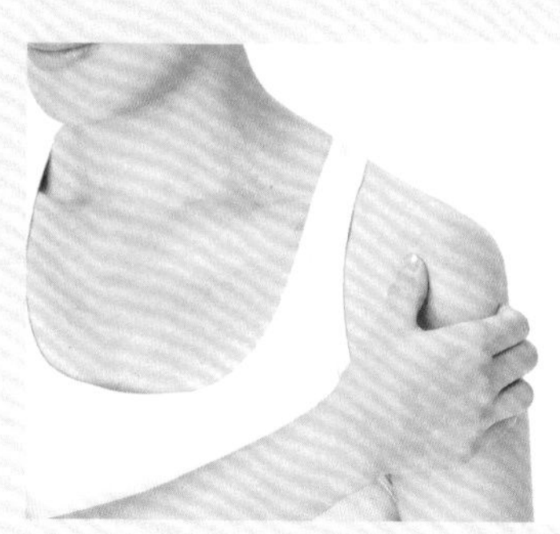

手握住肩膀固定，以大拇指的指腹向後按壓，以肩膀感受刺激的力道稍加用力。

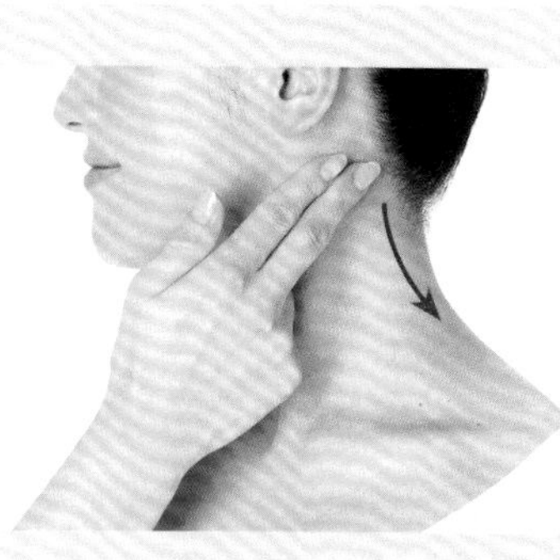

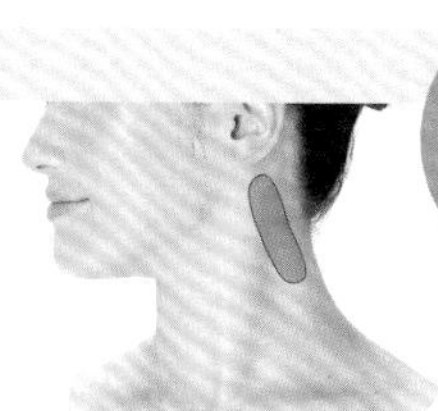

臉轉向一邊，伸展頸部肌肉。以食指與中指的指腹由耳朵下方輕摩頸部粗大肌肉的背側。

對美容有效的穴位

法令紋鬆弛

法令紋與下巴鬆弛會讓人顯老，每天勤保健可大幅扭轉印象。

迎香

活化肌膚

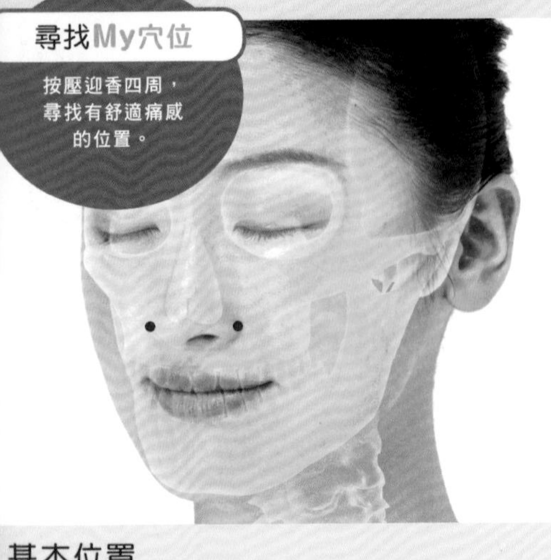

尋找My穴位

按壓迎香四周，尋找有舒適痛感的位置。

基本位置

鼻翼的左右側凹陷處。

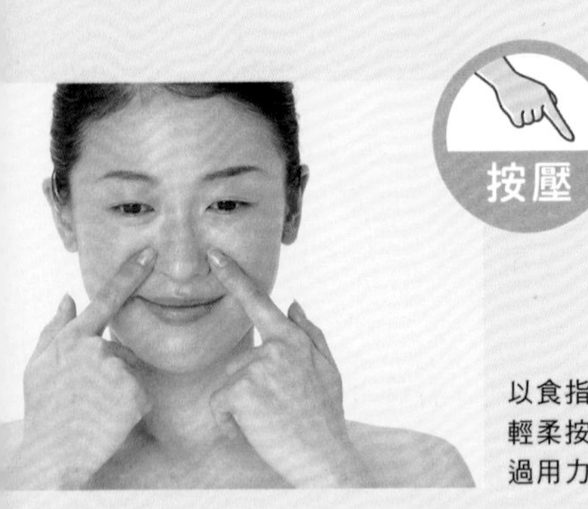

按壓

以食指的指腹慢慢輕柔按壓，不要太過用力。

因年紀增長，氣血循環不良，肌膚失去彈性，嘴巴四周就開始出現明顯的法令紋與鬆弛。當氣血循環變好，臉部獲得營養，肌膚活化了，就不會再有那麼明顯的老態。

按壓迎香穴可加速嘴巴周圍的血流，當肌膚活化，法令紋也可望變淡。另外，嘴角兩側的地倉穴，能緊緻嘴巴四周的肌肉，改善臉龐下半部的鬆垮。

這兩個穴位都是左右同時以相同的力道按壓。臉上有許多神經，過度按壓會伴隨疼痛，請以舒適痛感的強度給予刺激。

地倉

改善臉部鬆弛

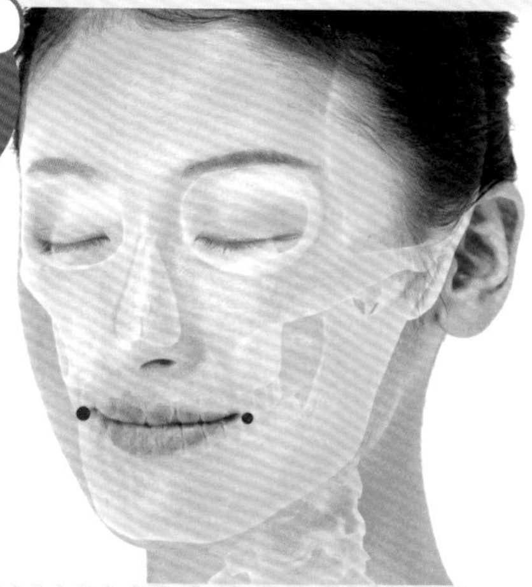

尋找My穴位

按壓嘴角四周，尋找有舒適痛感的位置。

基本位置

嘴角向外約半指寬處。

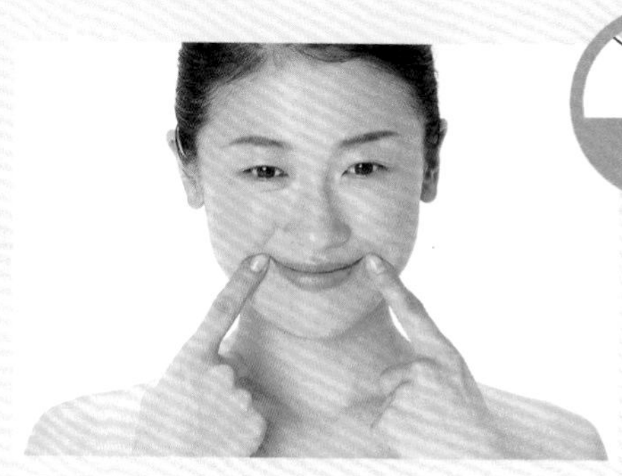

以中指的指腹將臉頰向上提拉般地溫和按壓。

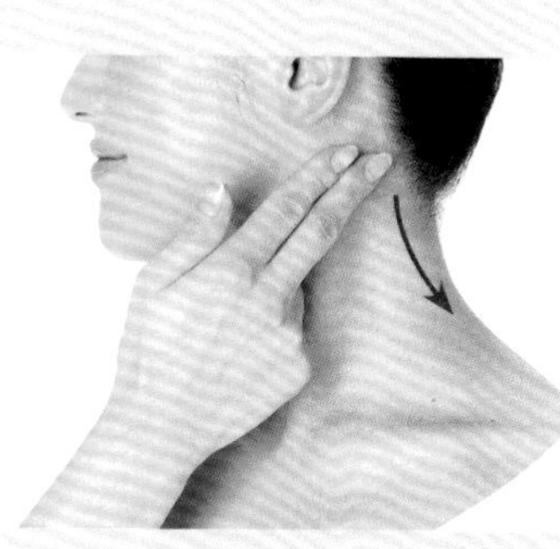

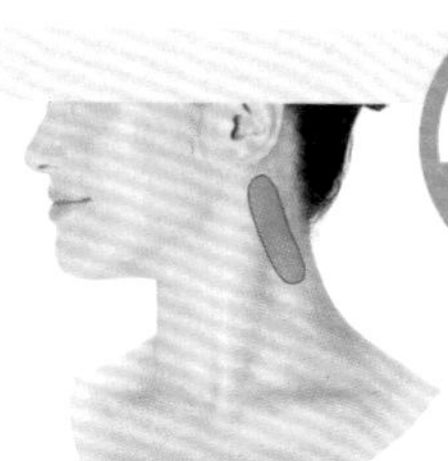

臉轉向一邊，伸展頸部肌肉。以食指與中指的指腹從耳朵下方輕摩頸部粗大肌肉的背側。

對美容有效的穴位

白髮・掉髮

有的人35歲就有白頭髮或掉髮的困擾，及早保養維持頭皮健康很重要。

百會

促進血流

尋找My穴位
以百會為中心
按壓微凹處，
尋找有舒適痛感
的位置。

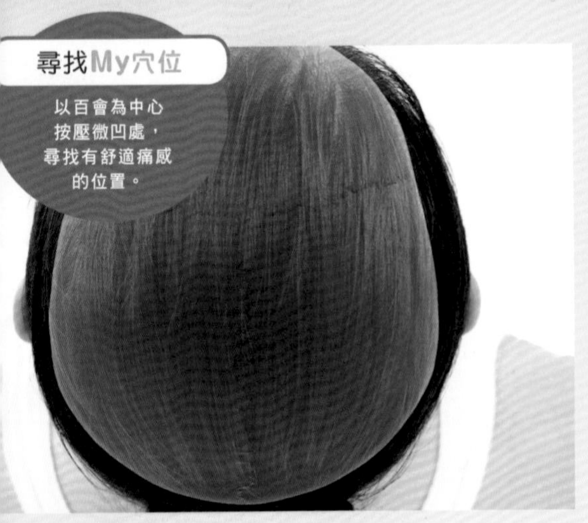

基本位置

兩耳於頭頂相接的連線與鼻子向上延伸的直線交會處。

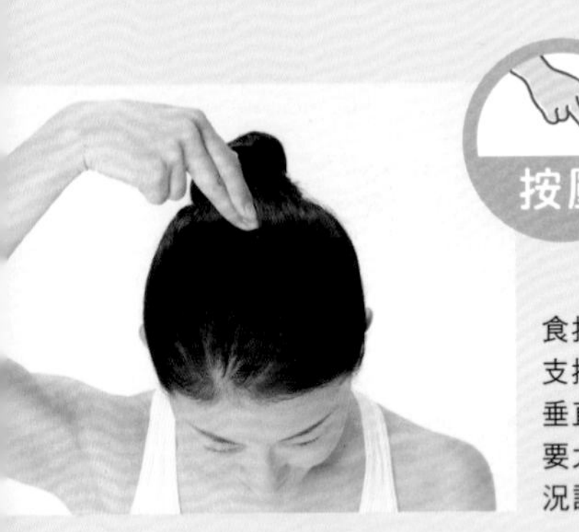

按壓

食指疊在中指上增加支撐，以中指的指腹垂直下壓。一開始不要太用力，視身體狀況調節力道。

當年紀變大，或是壓力造成頭皮血流變差，頭髮無法獲得養分，白髮或掉髮的情況就會增加。按壓穴位可以讓頭皮更有元氣。

百會穴位於血管接近皮膚表面的地方，可直接對頭皮產生作用，促進血流，也有補氣與調節自律神經的效果。

提升全身氣血循環的穴位，在發揮抗老效果的同時，也能為頭皮帶來好的影響。按壓有長壽穴之稱的湧泉穴，能提升腎功能，恢復活力。

也推薦摩擦強力產生氣

湧泉

恢復身體活力

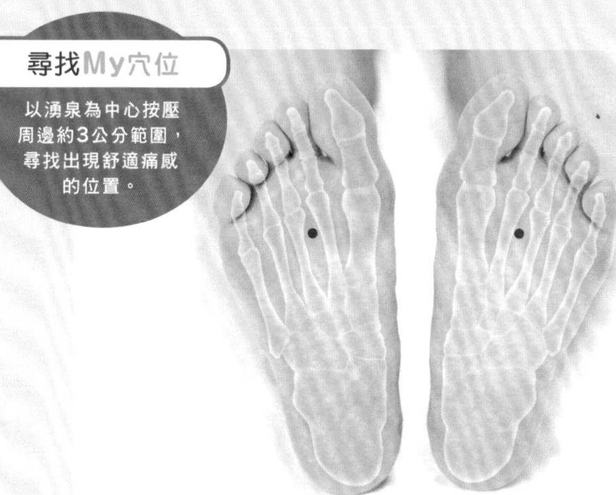

基本位置

位於足底，將腳趾用力往上翹時腳心最凹處。

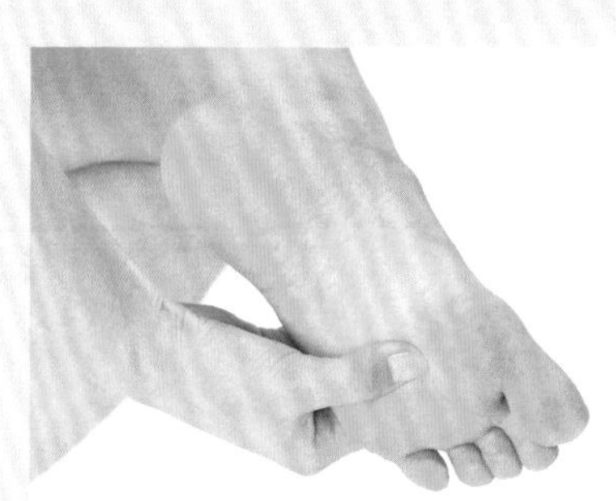

採坐姿，一腳置於另一腳的膝蓋上固定。以雙手或單手的大拇指揉按。

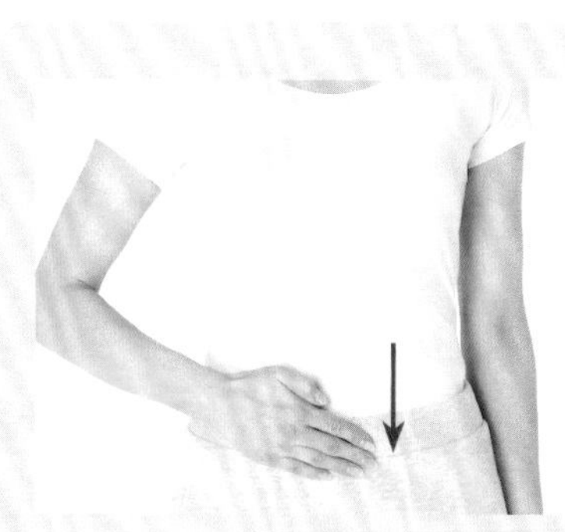

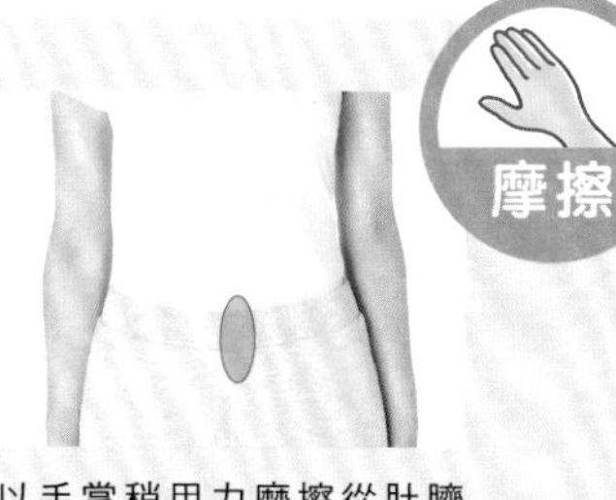

以手掌稍用力摩擦從肚臍往下約2指的範圍。

的腹部丹田一帶，提升代謝，讓頭皮與頭髮展現生氣。

Column

放鬆足底讓身體舒爽

從足底暢通全身的血流

進行穴位按壓或按揉反射區等自我保健前後，將足底充分放鬆，可促進血流，提高保健效果。

這裡要介紹的是瑜珈與體操中常見的準備運動。忙碌時，只要放鬆足底，身體就會變得輕鬆許多，請務必試試。

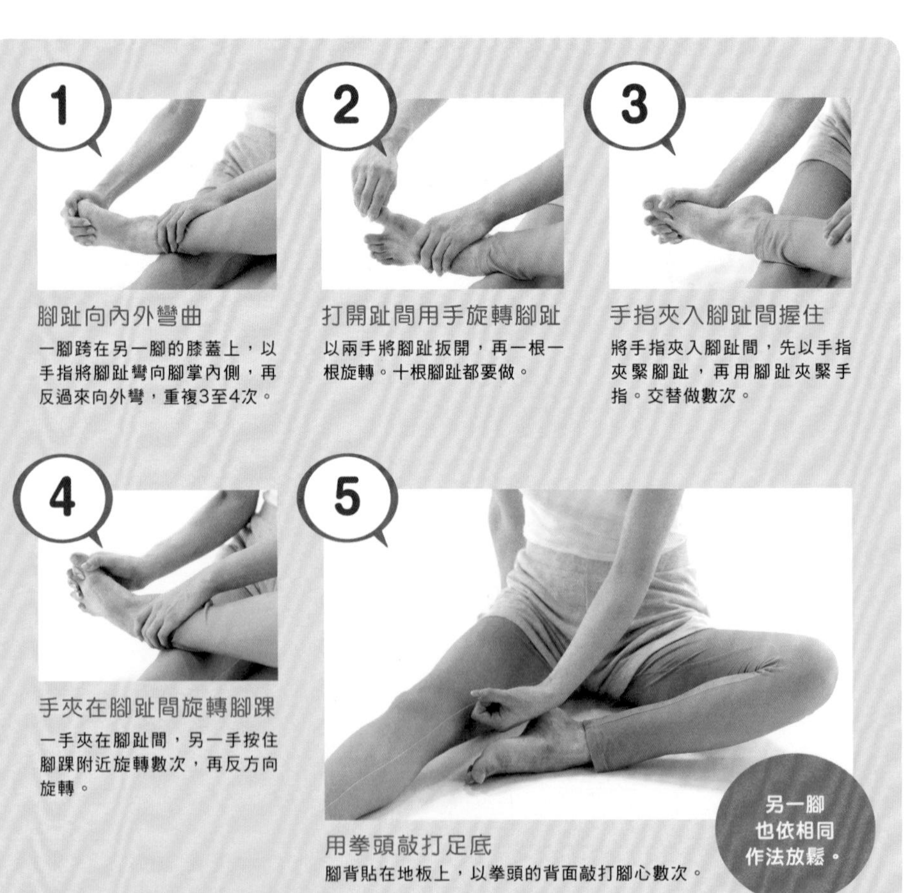

1 腳趾向內外彎曲

一腳跨在另一腳的膝蓋上，以手指將腳趾彎向腳掌內側，再反過來向外彎，重複3至4次。

2 打開趾間用手旋轉腳趾

以兩手將腳趾扳開，再一根一根旋轉。十根腳趾都要做。

3 手指夾入腳趾間握住

將手指夾入腳趾間，先以手指夾緊腳趾，再用腳趾夾緊手指。交替做數次。

4 手夾在腳趾間旋轉腳踝

一手夾在腳趾間，另一手按住腳踝附近旋轉數次，再反方向旋轉。

5 用拳頭敲打足底

腳背貼在地板上，以拳頭的背面敲打腳心數次。

另一腳也依相同作法放鬆。

第九章

搓揉反射區，健康過生活

輕鬆就能做的手腳搓揉保健

搓揉足底與手的反射區，

是只要有空

就能輕鬆做的健康療法。

養成邊看電視邊保健的習慣吧。

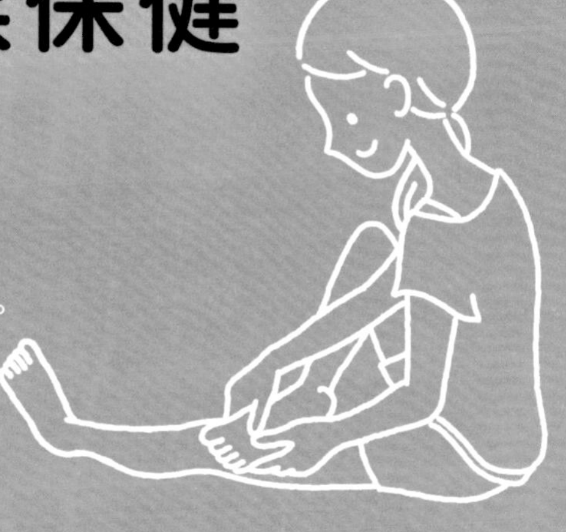

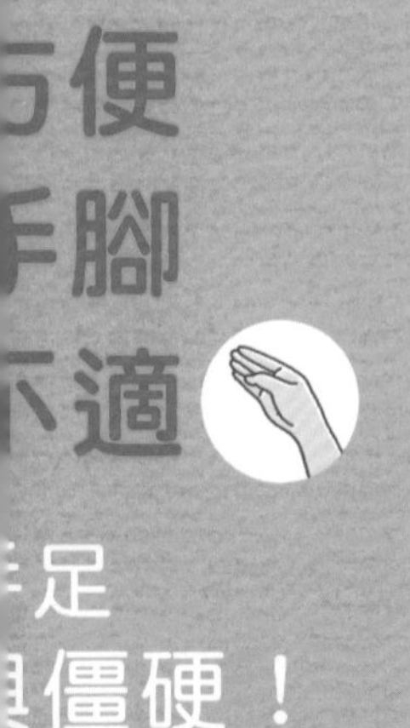

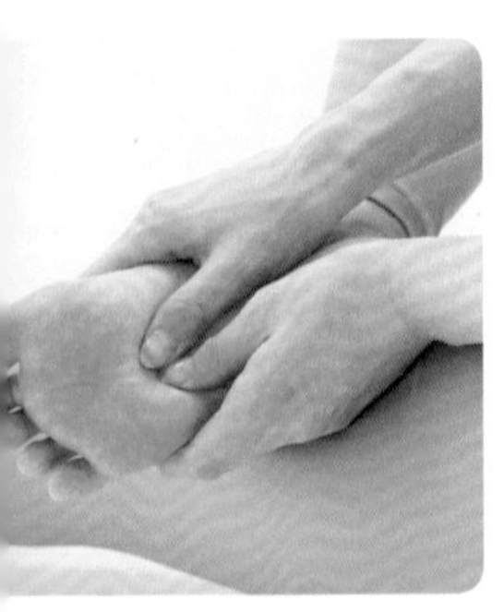

右手掌的反射區圖

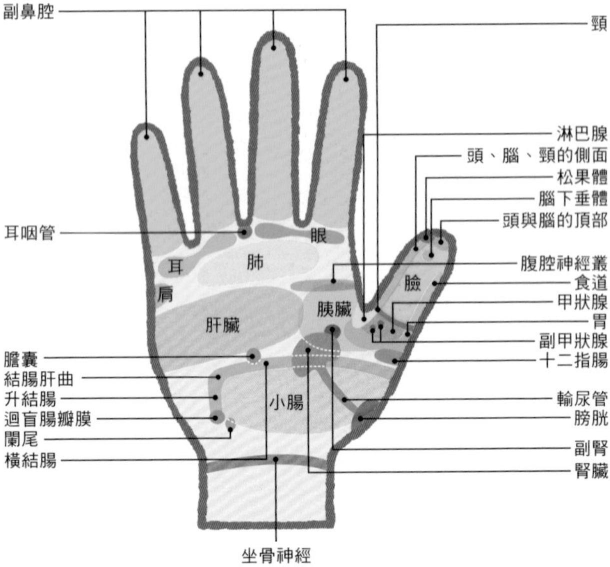

副鼻腔
頸
淋巴腺
頭、腦、頸的側面
松果體
腦下垂體
頭與腦的頂部
耳咽管
眼
耳
肺
肩
腹腔神經叢
臉
食道
甲狀腺
胰臟
胃
肝臟
副甲狀腺
膽囊
十二指腸
結腸肝曲
升結腸
小腸
輸尿管
迴盲腸瓣膜
膀胱
闌尾
副腎
橫結腸
腎臟
坐骨神經

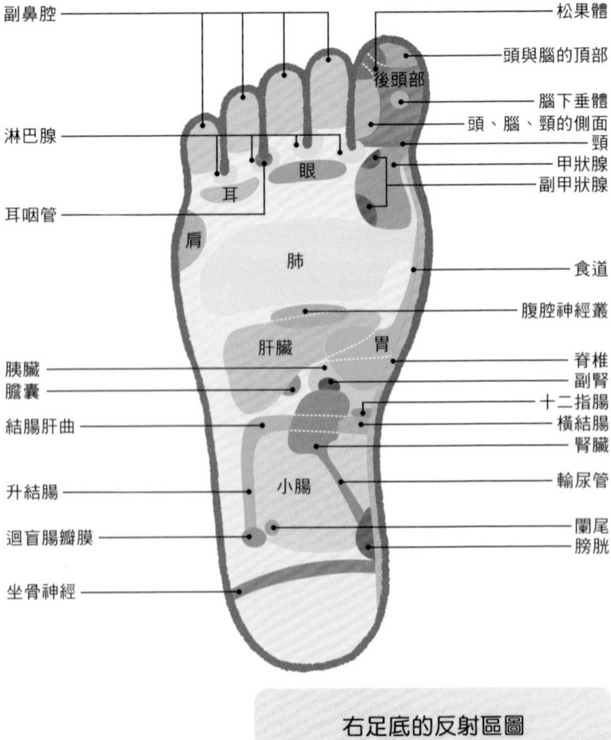

右足底的反射區圖

副鼻腔
松果體
頭與腦的頂部
後頭部
腦下垂體
頭、腦、頸的側面
淋巴腺
頸
甲狀腺
眼
副甲狀腺
耳
耳咽管
肩
肺
食道
腹腔神經叢
肝臟
胃
脊椎
胰臟
副腎
膽囊
十二指腸
結腸肝曲
橫結腸
腎臟
小腸
輸尿管
升結腸
闌尾
迴盲腸瓣膜
膀胱
坐骨神經

自我保健的注意事項

不論是搓揉手掌或足底都OK，若兩者都按效果更好。左右邊的反射區位置幾乎相同，但也有僅單邊才有的器官以及左右邊位置相反的器官，需多加注意。

＊有重大疾病或懷孕者，請勿搓揉。

左手掌的反射區圖

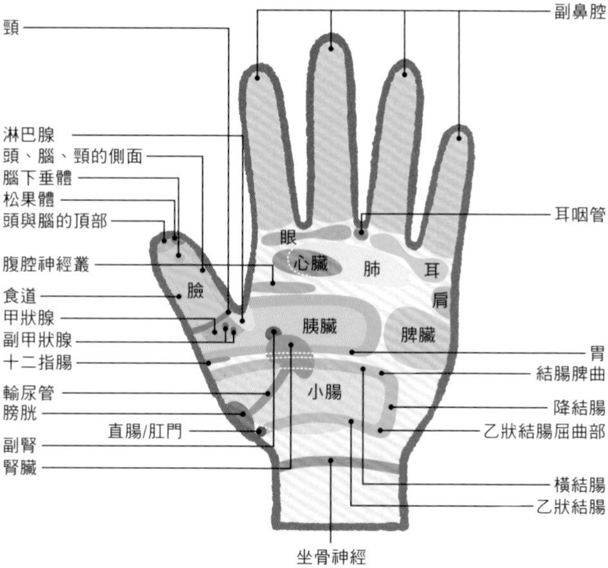

頸
淋巴腺
頭、腦、頸的側面
腦下垂體
松果體
頭與腦的頂部
腹腔神經叢
食道
甲狀腺
副甲狀腺
十二指腸
輸尿管
膀胱
直腸/肛門
副腎
腎臟
臉
眼
心臟
肺
耳
肩
胰臟
脾臟
小腸
副鼻腔
耳咽管
胃
結腸脾曲
降結腸
乙狀結腸屈曲部
橫結腸
乙狀結腸
坐骨神經

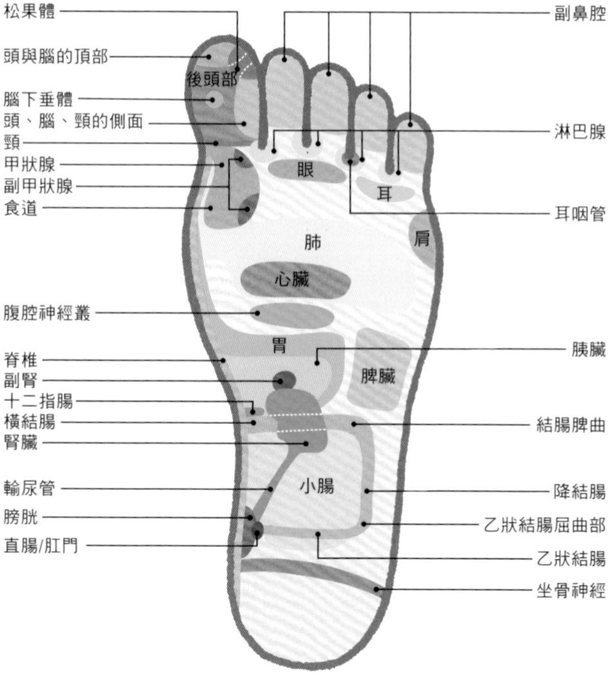

松果體
頭與腦的頂部
後頭部
腦下垂體
頭、腦、頸的側面
頸
甲狀腺
副甲狀腺
食道
眼
耳
肺
肩
心臟
腹腔神經叢
胃
脾臟
脊椎
副腎
十二指腸
橫結腸
腎臟
輸尿管
膀胱
直腸/肛門
小腸
副鼻腔
淋巴腺
耳咽管
胰臟
結腸脾曲
降結腸
乙狀結腸屈曲部
乙狀結腸
坐骨神經

左足底的反射區圖

簡
搓
改

搓
緩解疼

手掌與足底
有全身的反射區

足底與手掌聚集了全身各種器官的反射區。按揉出現不適器官的反射區，可以改善症狀，請務必試看看。

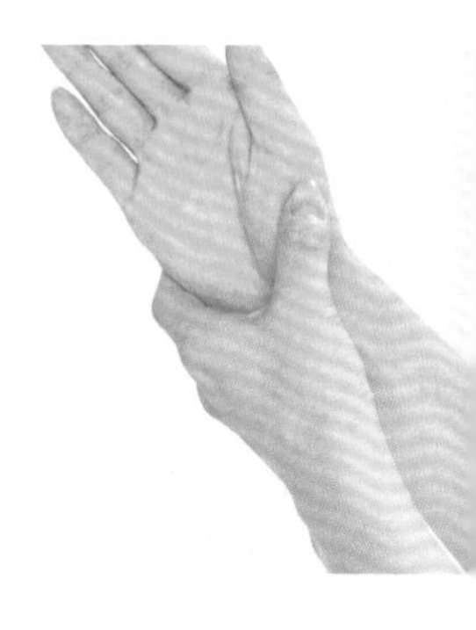

肩&頸

刺激反射區 肩、頸、眼

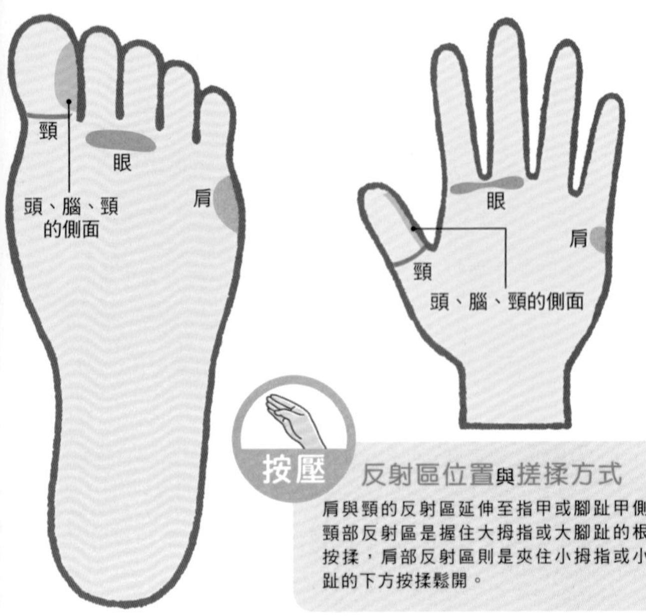

反射區位置與搓揉方式

肩與頸的反射區延伸至指甲或腳趾甲側。頸部反射區是握住大拇指或大腳趾的根部按揉，肩部反射區則是夾住小拇指或小腳趾的下方按揉鬆開。

眼睛疲勞

刺激反射區 眼、頸、頭、肝臟、肩

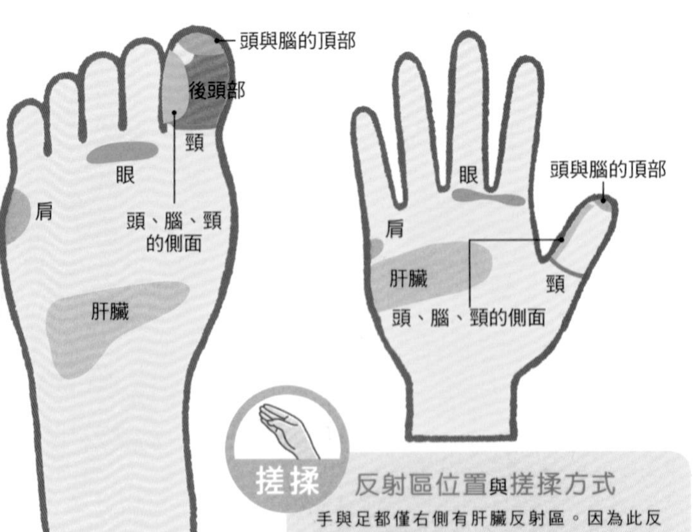

反射區位置與搓揉方式

手與足都僅右側有肝臟反射區。因為此反射區的範圍比較大，可以重點式地按揉硬結或有舒痛的位置。

腰痛

刺激反射區 坐骨神經、腹腔神經叢、腎臟、脊椎

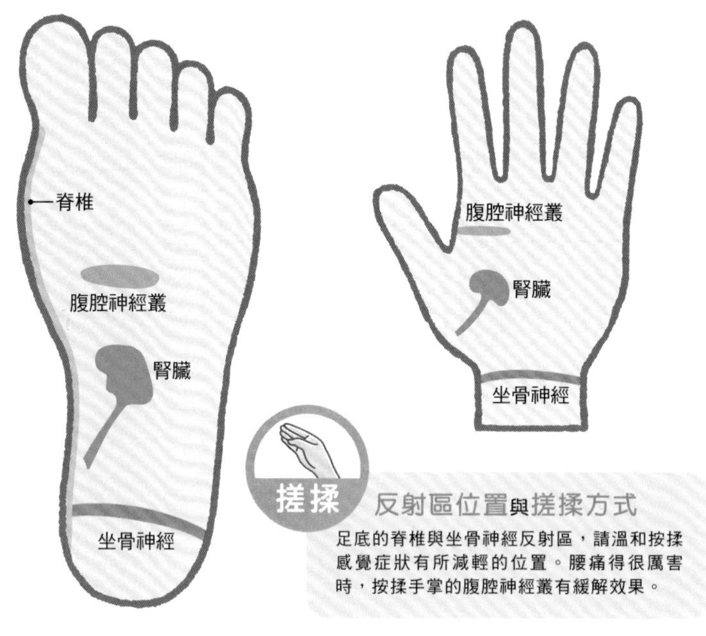

反射區位置與搓揉方式

足底的脊椎與坐骨神經反射區，請溫和按揉感覺症狀有所減輕的位置。腰痛得很厲害時，按揉手掌的腹腔神經叢有緩解效果。

緊張型頭痛

刺激反射區 頭、頸、肩、腹腔神經叢

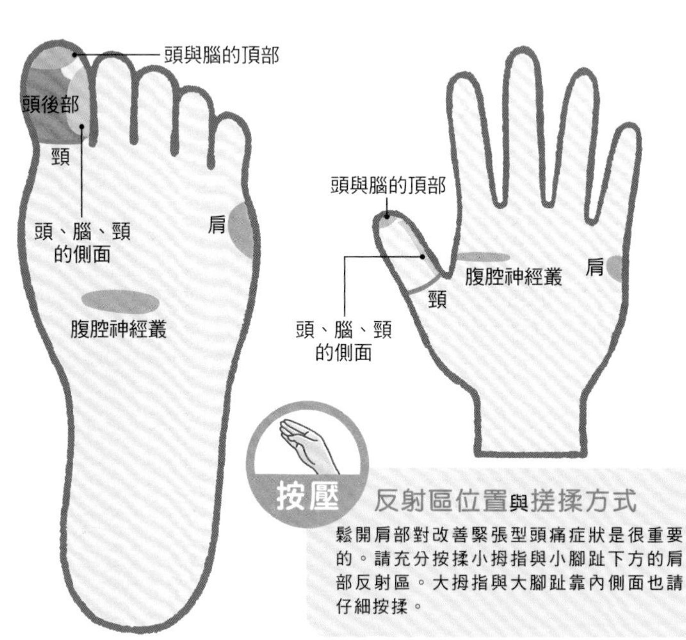

反射區位置與搓揉方式

鬆開肩部對改善緊張型頭痛症狀是很重要的。請充分按揉小拇指與小腳趾下方的肩部反射區。大拇指與大腳趾靠內側面也請仔細按揉。

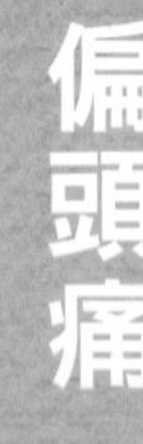

刺激反射區 頭、腹腔神經叢、副鼻腔、眼

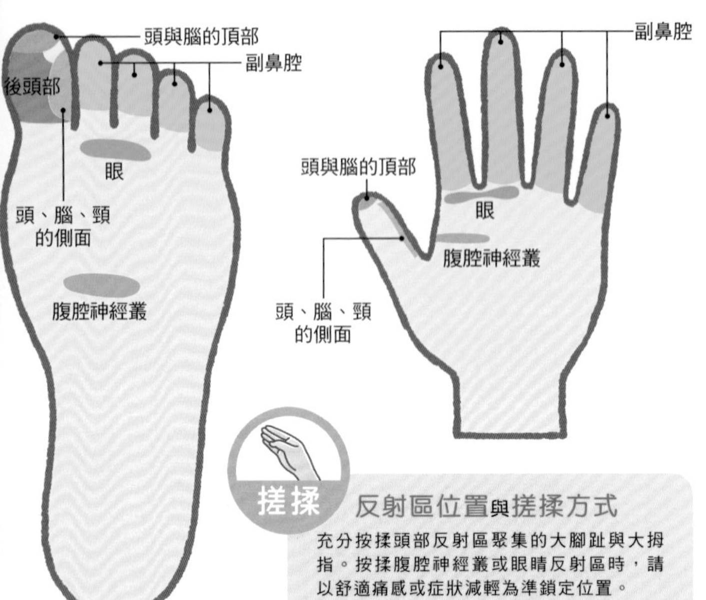

反射區位置與搓揉方式

充分按揉頭部反射區聚集的大腳趾與大拇指。按揉腹腔神經叢或眼睛反射區時，請以舒適痛感或症狀減輕為準鎖定位置。

胃部不適

刺激反射區 胃、十二指腸、胰臟、腹腔神經叢

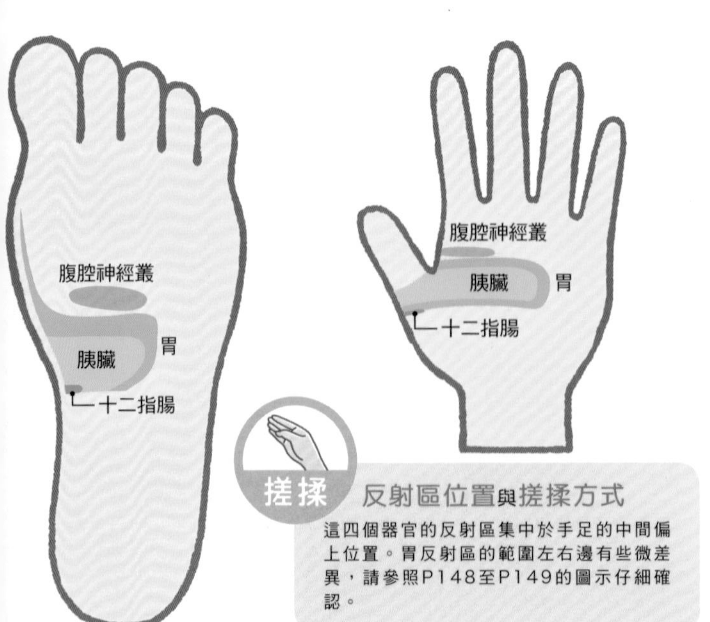

反射區位置與搓揉方式

這四個器官的反射區集中於手足的中間偏上位置。胃反射區的範圍左右邊有些微差異，請參照P148至P149的圖示仔細確認。

便祕

刺激反射區 腸、頭、腦下垂體

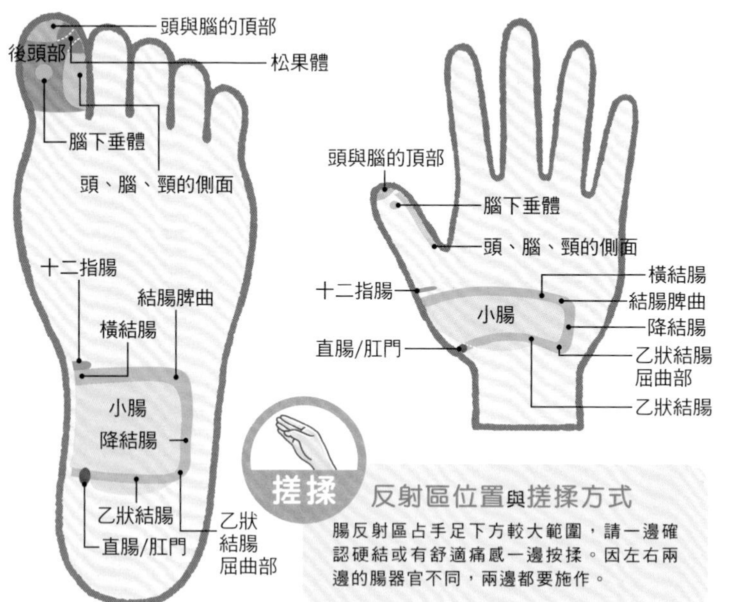

搓揉 反射區位置與搓揉方式

腸反射區占手足下方較大範圍，請一邊確認硬結或有舒適痛感一邊按揉。因左右兩邊的腸器官不同，兩邊都要施作。

全身疲勞

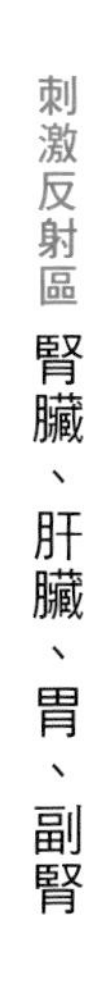

刺激反射區 腎臟、肝臟、胃、副腎

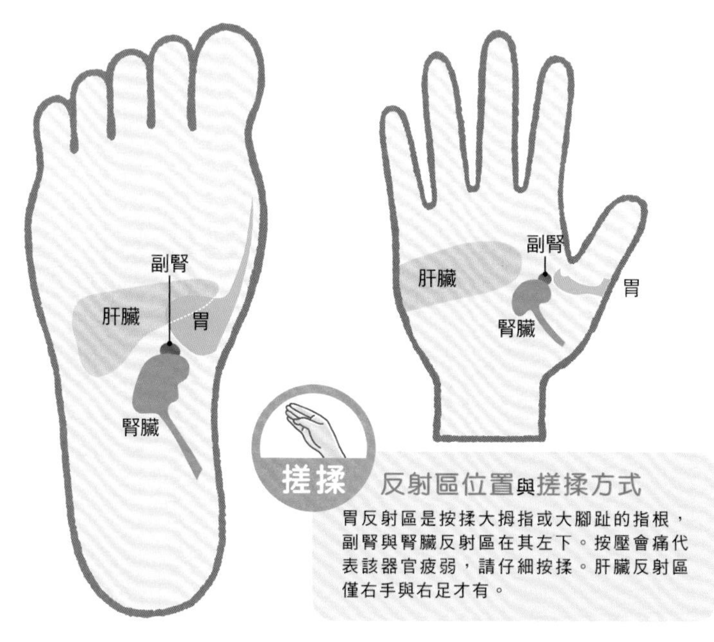

搓揉 反射區位置與搓揉方式

胃反射區是按揉大拇指或大腳趾的指根，副腎與腎臟反射區在其左下。按壓會痛代表該器官疲弱，請仔細按揉。肝臟反射區僅右手與右足才有。

腳部疲勞

刺激反射區 膀胱、腎臟、坐骨神經、脊椎

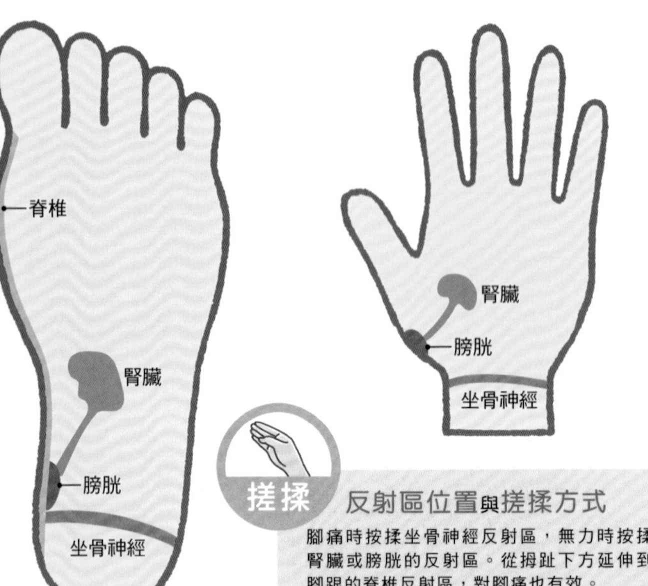

反射區位置與搓揉方式

腳痛時按揉坐骨神經反射區，無力時按揉腎臟或膀胱的反射區。從拇趾下方延伸到腳跟的脊椎反射區，對腳痛也有效。

坐骨神經痛

刺激反射區 坐骨神經、膀胱

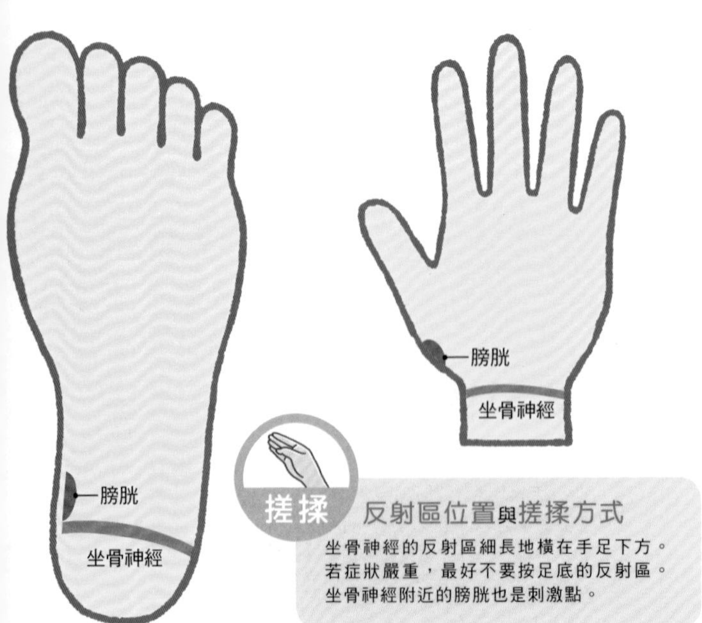

反射區位置與搓揉方式

坐骨神經的反射區細長地橫在手足下方。若症狀嚴重，最好不要按足底的反射區。坐骨神經附近的膀胱也是刺激點。

高血壓

刺激反射區 腎臟、心臟

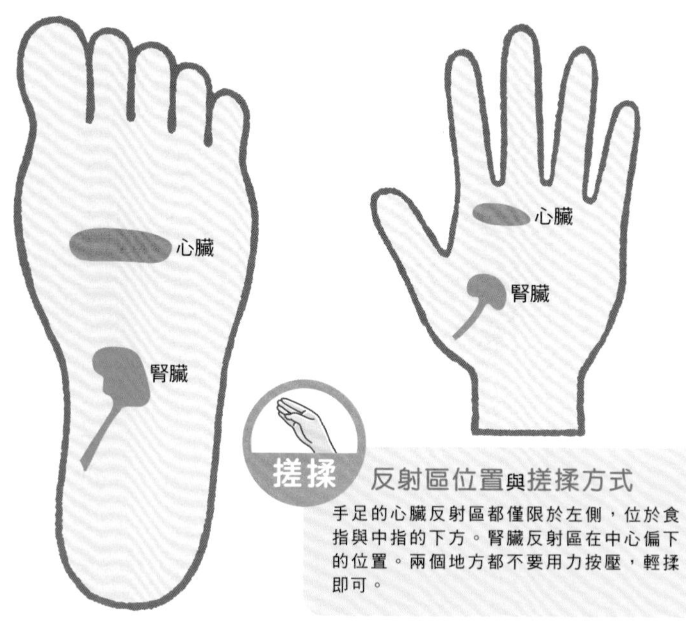

反射區位置與搓揉方式

手足的心臟反射區都僅限於左側，位於食指與中指的下方。腎臟反射區在中心偏下的位置。兩個地方都不要用力按壓，輕揉即可。

眩暈

刺激反射區 腦、耳

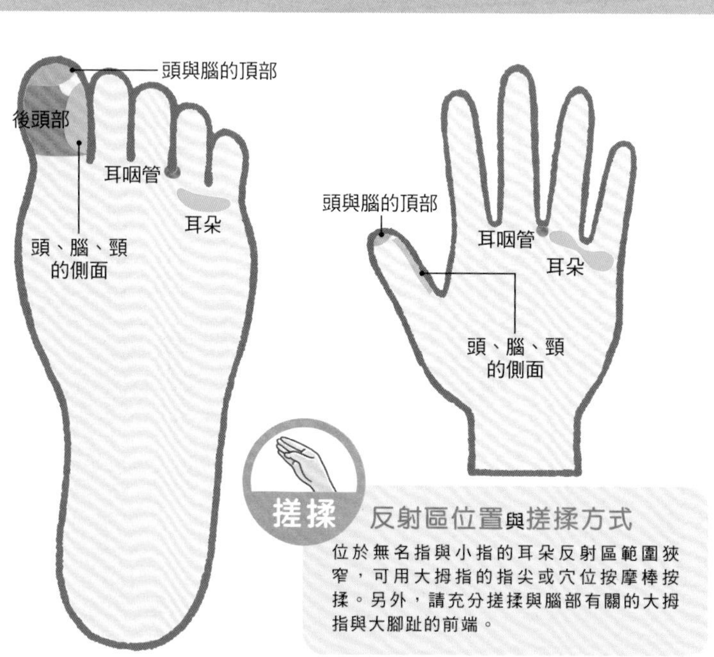

反射區位置與搓揉方式

位於無名指與小指的耳朵反射區範圍狹窄，可用大拇指的指尖或穴位按摩棒按揉。另外，請充分搓揉與腦部有關的大拇指與大腳趾的前端。

畏寒

刺激反射區 膀胱、輸尿管、腎臟、心臟、坐骨神經

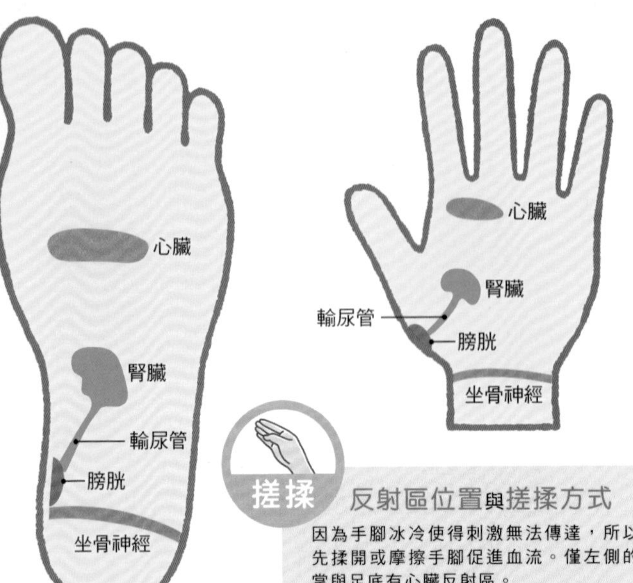

反射區位置與搓揉方式

因為手腳冰冷使得刺激無法傳達，所以要先揉開或摩擦手腳促進血流。僅左側的手掌與足底有心臟反射區。

感冒

刺激反射區 喉嚨、肺、鼻、腎臟、頸

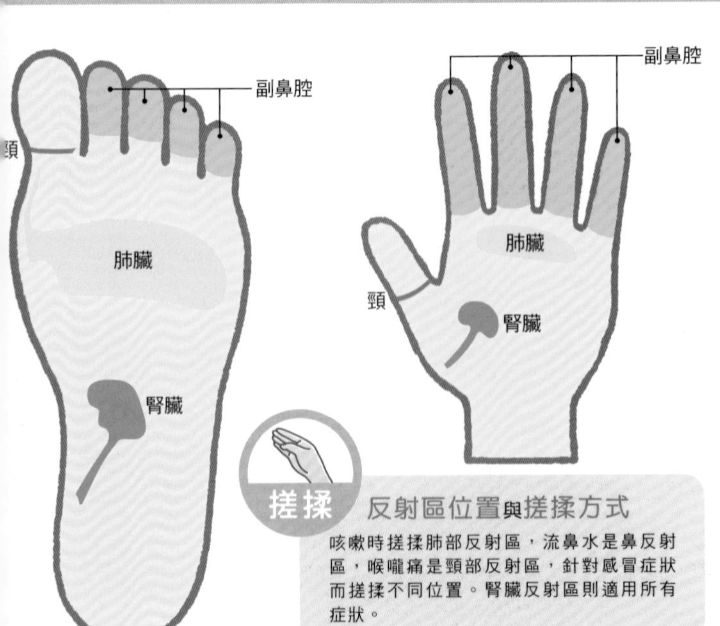

反射區位置與搓揉方式

咳嗽時搓揉肺部反射區，流鼻水是鼻反射區，喉嚨痛是頸部反射區，針對感冒症狀而搓揉不同位置。腎臟反射區則適用所有症狀。

鼻炎

刺激反射區 鼻、頸、臉

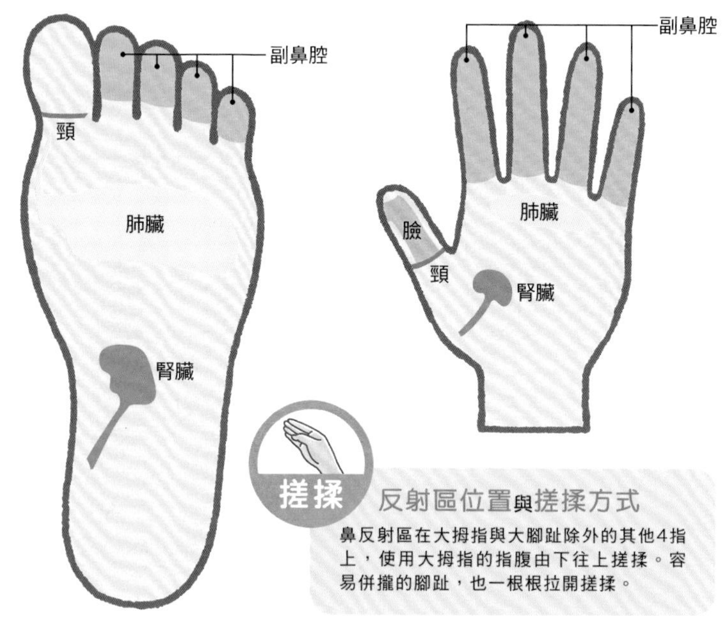

反射區位置與搓揉方式

鼻反射區在大拇指與大腳趾除外的其他4指上，使用大拇指的指腹由下往上搓揉。容易併攏的腳趾，也一根根拉開搓揉。

排尿問題

刺激反射區 膀胱、腎臟、輸尿管

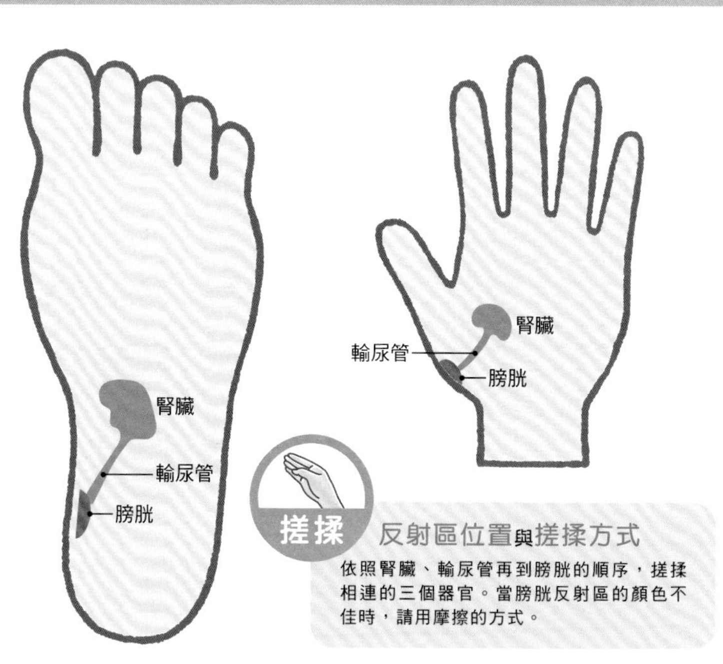

反射區位置與搓揉方式

依照腎臟、輸尿管再到膀胱的順序，搓揉相連的三個器官。當膀胱反射區的顏色不佳時，請用摩擦的方式。

之前父親住院時，某日深夜我和哥哥被主治醫生叫去醫院，告知令人絕望的消息：「大腸癌造成腸阻塞，腸道已經到了擴張的極限，瀕臨破裂邊緣，必須緊急動手術，但是因為身體狀態很不好，無法動刀。萬一破裂也無法手術、不能做延命處置。會劇烈疼痛，只能用麻醉藥來舒緩疼痛。」醫生給我們看的影像也顯示小腸與大腸因囤積大量的液體而脹大，很快便明白事態的急迫性。

當晚，我代替一直陪伴在旁的母親，留下來照顧父親。

除了打點滴，未做其他處置，父親也只能靜默不語。從小就會幫父親按摩的我，立刻動手摩擦與搓揉他的身體。父親開心向我道謝，並舒服地閉上眼睛。大約過了數十分鐘吧，他突然有了便意，開始排便。之後的四至五小時，我持續為他摩擦與搓揉，結果一個晚上大量排便五次，到隔天早上，腸閉塞就解除了。

主治醫生驚訝不已，雖然父親大約半年後過世，但不僅避開了最壞的狀況，一度還出院回家，對父親及我們都是很棒的事。

親身經歷，加上八年綜合醫院看診的經驗，成為我在大學看護研究科的最好教材。許多症狀或疾病是現代醫療也束手無策或效果不彰的，有時以體表的治療代替強力藥劑會更有效是不爭的事實。即使無法治癒，床邊處置對承受痛苦的病患來說還是相當重要。為了病患，希望能加以推廣。

本書挑選出對緩解一般症狀有效的代表性穴位。當然不可能對應所有的症狀，請掌握這些穴位及解讀方式，在出現症狀時，試著探尋身體的反應。刺激這些反應，一定能讓症狀得到緩解。

本書若能提供幫助，將感到無比榮幸。

吉川信

SMART LIVING養身健康觀 115

【全圖解】穴位按摩對症手法（暢銷版）

按壓・搓揉・摩擦，找到正確穴位，
以有效手法創造最舒適的痛感！

監　　修／吉川信
翻　　譯／瞿中蓮
發 行 人／詹慶和
選 書 人／Eliza Elegant Zeal
執行編輯／陳昕儀・陳姿伶
特約編輯／黃建勳
編　　輯／蔡毓玲・劉蕙寧・黃璟安
執行美術／韓欣恬
美術編輯／陳麗娜・周盈汝
出 版 者／養沛文化館
發 行 者／雅書堂文化事業有限公司
郵政劃撥帳號／18225950
戶　　名／雅書堂文化事業有限公司
地　　址／新北市板橋區板新路206號3樓
電子信箱／elegant.books@msa.hinet.net
電　　話／（02）8952-4078
傳　　真／（02）8952-4084

2018年07月初版一刷
2021年10月二版一刷　定價 320 元

經銷／易可數位行銷股份有限公司
地址／新北市新店區寶橋路235巷6弄3號5樓
電話／（02）8911-0825 傳真／（02）8911-0801

國家圖書館出版品預行編目資料

【全圖解】穴位按摩對症手法 / 吉川信監修；瞿中蓮譯.
-- 二版. -- 新北市：養沛文化館出版：雅書堂文化發行,
2021.10
　面；　公分. -- (SMART LIVING養身健康觀；115)
譯自：押す.もむ.さするツボ&マッサージ
ISBN 978-986-5665-89-0 (平裝)

1.按摩 2.經穴

413.92　　110015796

Staff

監修／吉川　信
1962年出生於長野縣，1984年畢業於國際針灸專門學校。歷經日產厚生會玉川醫院東洋醫學研究中心、東京女子醫科大學東洋醫學研究所針灸臨床施設長，現任學校法人花田學園日本針灸理療 門學校附屬針灸院副院長、一般財團法人東洋醫學研究所主任研究員、日本東洋醫學會代議員。著有《これからの漢方医学》、《看護師のための東洋医学入門》、《いちばんわかりやすい漢方の基本講座》、《本当に効く「ツボ」がわかる本》、《脊椎疾病保存療法》、《はじめでのお灸レッスン》等。

編輯／安藤美保子
執筆／伊藤美玲
設計／市川大佑【ONE or ZERO design center】
　　池田忠也
插圖／佐佐木惠子
插圖（骨CG）／BACKBONEWORKS株式會社
攝影／寺澤有雅【ARIGA pictures, inc.】
模特兒／大橋規子【SPACE CRAFT】
妝髮／秋鹿裕子
造型／久保奈緒美
校閲／田宮宣保
服裝協力／ヨギー・サンクチュアリ
　　http：//yoggy-sanctuary.com
　　ダンスキンhttp://www.goldwin.co.jp/danskin
企劃、編輯／朝日新聞社 生活・文化編輯部
　　（森香織／市川綾子）

參考文獻

◆いちばんわかりやすい漢方の基本講座【監修】佐藤弘／吉川信（成美堂出版）
◆あん摩マッサージ指 理論【著者】教科書執筆小委員會（医道の日本社）
◆本当に効く「ツボ」がわかる本【監修】吉川信（三笠書房）
◆鍼療法図鑑 【著者】ハンス-ウルリッヒ、ヘッカー等【監修】兵頭明（ガイアブックス）
◆カラー図鑑 東洋医学 基本としくみ【監修】仙頭正四郎（西東社）
◆図解リフレクソロジー、マニュアル【著者】Pauline Wills【監譯】吉元昭治／平山博章（医道の日本社）

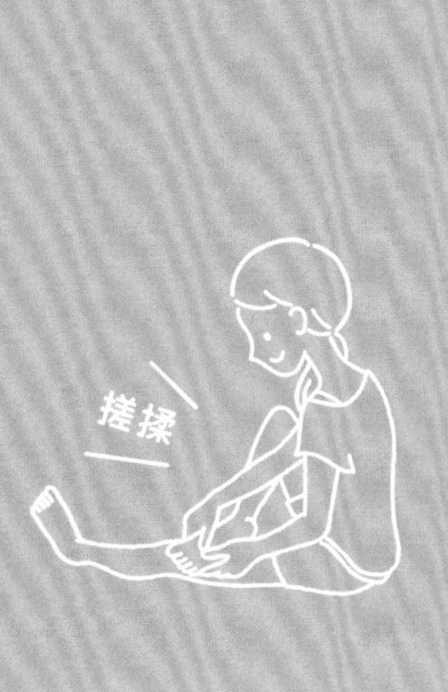
搓揉

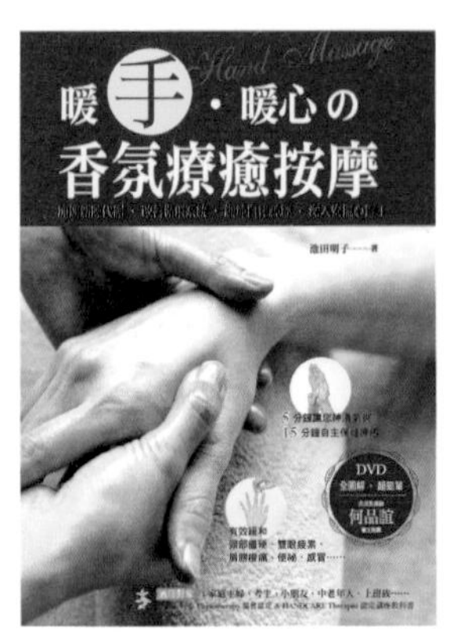

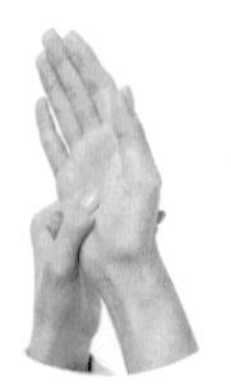

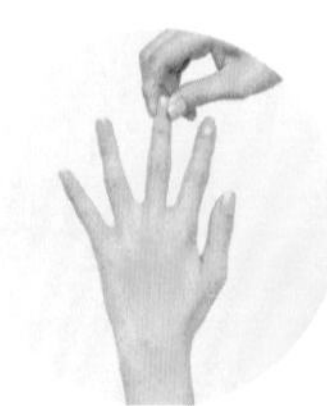

身心書 05

暖手・暖心の香氛療癒按摩

池田明子 著
定價350元

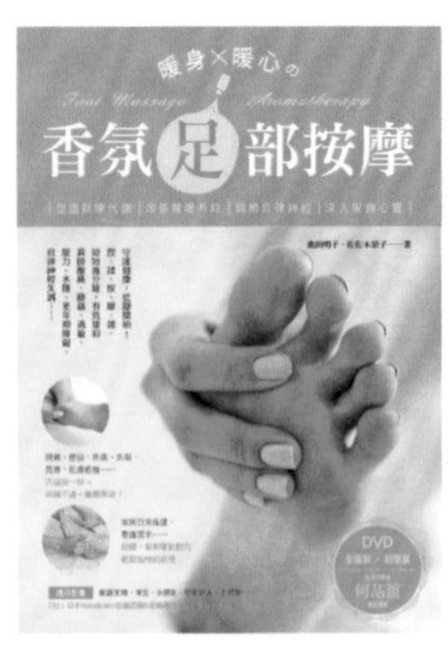

身心書 06

暖身・暖心の香氛足部按摩

池田明子 著
定價350元

手部＋足部按摩，隨時隨地自我保健

一個步驟一張照片，配合DVD實作影片，
一次看懂，立即上手！

◎透過按摩放鬆身心，調節自律神經
◎以香氛精油的神奇植物能量提升自癒力
◎為身邊重要的人按摩，親情、友誼加溫！

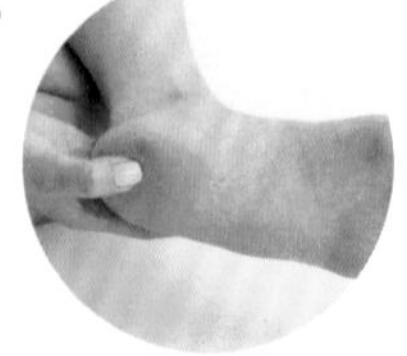

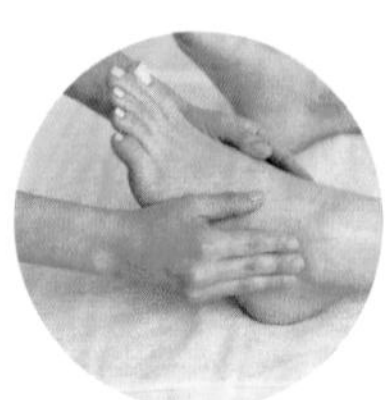

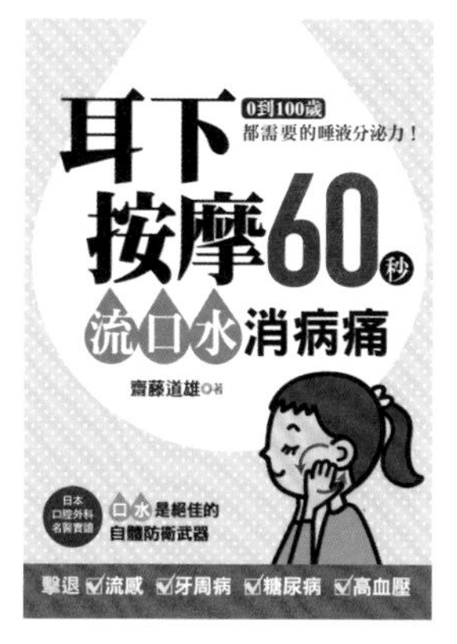

養身健康觀 111

耳下按摩60秒流口水消病痛

0到100歲都需要的唾液分泌力！

齋藤道雄 著
定價280元

日本口腔外科名醫實證，
「口水」是絕佳的自體防衛武器，
擊退流感、牙周病、糖尿病、高血壓！

4種按摩×3種口腔健康操

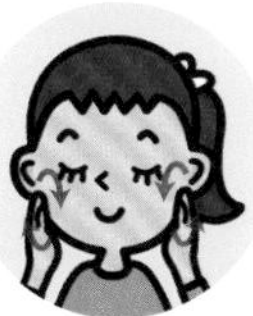

☑ **鍛鍊咀嚼力**

活化大腦功能，預防老人癡呆

☑ **改善口腔保濕力**

不怕口臭＆加齡臭

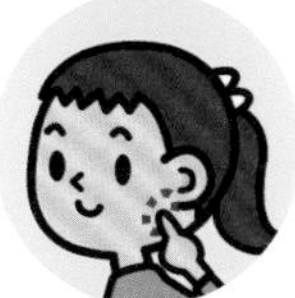

☑ **提升免疫力**

有效預防各種疾病

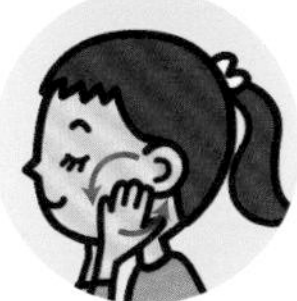

☑ **訓練吞嚥力**

不怕吸入性肺炎，100歲也能快樂享受美食

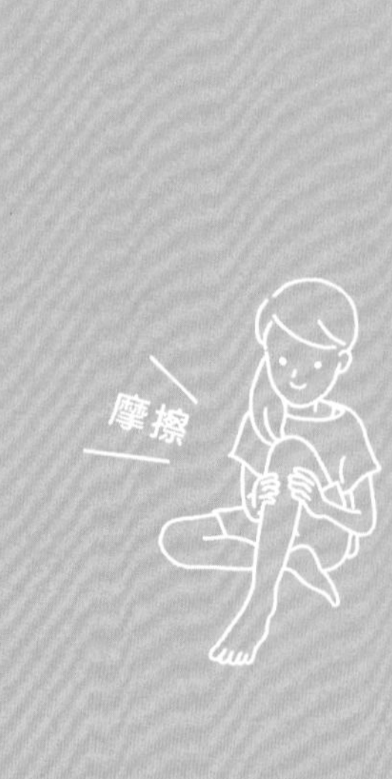
摩擦